中医铍针

主编◎董福慧

中国健康传媒集团
中国医药科技出版社

内容提要

本着"看得懂，学得会，用得上"的原则，本书重点突出铍针的临床操作技术及相关知识，并配有操作技术的图解。全书分为基础篇、技法篇和临床篇三部分。基础篇主要介绍铍针疗法的历史源流、治病机制及功用，疼痛和皮神经卡压综合征的相关知识等；技法篇阐述铍针疗法的操作常规及要领、意外情况的处理与预防等；临床篇着重介绍临床中使用铍针疗法取得较好疗效的皮神经卡压综合征。该书理论性、实用性、指导性都很强，语言通俗，图文并茂，适合广大针灸临床工作者、基层医师及中医爱好者参考阅读。

图书在版编目（CIP）数据

中医铍针 / 董福慧主编 . —北京：中国医药科技出版社，2021.1

ISBN 978-7-5214-2120-0

Ⅰ.①中… Ⅱ.①董… Ⅲ.①针灸疗法 Ⅳ.① R245

中国版本图书馆 CIP 数据核字（2020）第 217065 号

美术编辑 陈君杞
版式设计 南博文化

出版 **中国健康传媒集团** | 中国医药科技出版社
地址 北京市海淀区文慧园北路甲 22 号
邮编 100082
电话 发行：010-62227427 邮购：010-62236938
网址 www.cmstp.com
规格 787×1092mm $^1/_{16}$
印张 11
彩插 1
字数 240 千字
版次 2021 年 1 月第 1 版
印次 2021 年 1 月第 1 次印刷
印刷 三河市万龙印装有限公司
经销 全国各地新华书店
书号 ISBN 978-7-5214-2120-0
定价 **39.00 元**

获取新书信息、投稿、为图书纠错，请扫码联系我们。

编委会

　　铍针，最早出现于《灵枢经》。铍针治疗技术属于中医微创技术，是在中医脏腑、经络、五体、皮部等理论指导下，临床中多用于治疗痛证、痹证和痿证等疾病，具有创口小、痛苦少、无须麻醉、定位准确、减张快速、松解充分的特点。应用铍针技术治疗疾病符合"以最小的解剖生理干扰获得最好的治疗效果，以最低的生物和社会负担获得最佳的健康保障"的临床医疗技术应用的理念。

　　早在20世纪90年代，我们在临床和科研工作中发现有种神经末梢张力性疼痛，用药物治疗效果不理想，而通过传统的铍针治疗却能很快缓解疼痛，经过临床多年的研究、比较、分析、总结，创新形成了皮神经卡压综合征的诊疗方法。根据皮神经卡压综合征的发病机制，挖掘古代铍针疗法机制，研制了现代铍针针具，用于治疗皮神经卡压综合征。在治疗神经末梢张力性疼痛以及部分功能性疾病方面，取得了较好成果。在此，感谢郭振芳、张春美、张蒂男医师在研发形成铍针疗法中所做的贡献。

　　本书分为基础篇、技法篇和临床篇三部分。基础篇主要介绍铍针疗法的历史源流、治病机制及功用，疼痛和皮神经卡压综合征的相关知识等；技法篇阐述铍针疗法的操作常规及要领、意外情况的处理与预防等；临床篇着重介绍临床中使用铍针疗法取得较好疗效的皮神经卡压综合征，详细阐述各皮神经卡压综合征的生理解剖、病因病理、临床表现与诊断、鉴别诊断、常用治疗方法以及铍针疗法的具体操作规范等，并配有技术操作图，清晰明了，方便读者更直观地学习。

　　医学中的任何学术思想都必须以指导临床为最终目的。《礼记·中庸》中说："博学之，审问之，慎思之，明辨之，笃行之。"这讲了为学的几个层次，或者说是几个递进的阶段，我们也应当遵循，将铍针疗法的精华博观约取，落实在临床。2013年，国家中医药管理局发布《中医医疗技术手册》，将中医微创技术纳入"第七类医疗技术"，并在临床推广应用，也为中医铍针在临床广泛应用提供了契机。

　　由于本书涉及面广，编者水平有限，难免有不足及疏漏之处，敬请医林同道不吝指正。

编者

2020年11月

目录
MULU

基础篇

技法篇

临床篇

基础篇

第一章

铍针的起源、发展与作用机制

铍针治疗技术属于《中医医疗技术手册》中的中医微创技术，是在中医脏腑、经络、五体、皮部等理论指导下结合现代对痛症、皮神经卡压的研究成果，运用铍针治疗的新兴医学技术。其治疗要求是以最小的解剖生理干扰获得最好的治疗效果，以最低的生物和社会负担获得最佳的健康保障。

一、铍针的起源与发展

《灵枢·九针论》载有："九针之名，各不同形……；三曰锃针，长三寸半；……五曰铍针，长四寸，广二分半；……锃针者，锋如黍粟之锐，主按脉勿陷，以致其气。……铍针者，末如剑锋，以取大脓。"

铍针：亦称铍刀、剑针。《灵枢·九针论》曰："铍针，取法于剑锋，广二分半，长四寸，主大痈脓，两热争者也。"《灵枢·九针十二原》曰："铍针者，末为剑峰，以取大脓。"其针形如宝剑，针尖如剑锋，两面有刃，长四寸，宽二分半。主治痈疽脓肿，可以切开排脓放血。

现代铍针来源于古代九针中之铍针。早在20世纪90年代中期，原中国中医研究院博士生导师董福慧教授带领专家组经过长期临床和科研，提出了皮神经卡压综合征的诊断，并根据皮神经卡压综合征的发病机制，提出了挖掘古代铍针疗法来治疗皮神经卡压综合征，在针对末梢张力性疼痛治疗方面，取得了突破性成果。

在临床上，常见大量的无明显诱因出现的疼痛和不适，缠绵难愈、反复发作，被诊断为"慢性软组织损伤""肌筋膜炎"或"风湿性疾病"的，有相当数量属于皮神经在走行过程中"卡压"导致的神经功能障碍，铍针就是根据皮神经卡压综合征的这些特点设计研制而成。术中通过铍针对皮下组织、筋膜的切割，使筋膜腔内压力减低，筋膜表面张力降低，松解粘连，从而消除感觉神经末梢所受的张力性刺激和压迫，缓解疼痛。它具有创口小、痛苦小、无需麻醉、定位准确、松解较为充分的优点。另外，由于术中对神经周围组织的损伤较小，因此术后神经周围形成的瘢痕少，不易再次形成卡压，从而可以使临床症状得到明显的改善。

现代铍针源自对自古代九针中铍针的挖掘，并综合过去各种疗法的优、缺点，结合中西医疗法，采取非入路手术，选择新的材料钛合金研制成了现代铍针（图1-1、图1-2）。

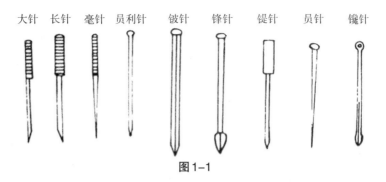

大针　长针　毫针　员利针　铍针　锋针　锃针　员针　镵针

图 1-1

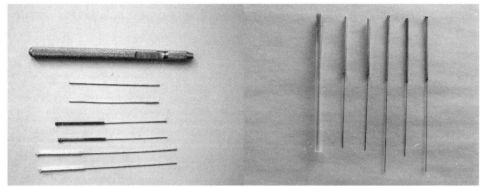

图 1-2

二、铍针的作用机制

1.治疗特点

现代铍针是根据皮神经卡压综合征的特点设计研制而成的，它起自古代九针，完善于现代，具有创口小、痛苦小、无需麻醉、定位准确、松解较为充分的优点，采用铍针减张减压疗法来治疗皮神经卡压可以达到很好的效果。可以最小的解剖生理干扰获得最好的治疗效果，以最低的生物和社会负担获得最佳的健康保障。

2.治疗原理

皮神经广泛分布于人体周身的皮肤及筋膜中。铍针疗法是基于这样一种软组织张力学说而设计的：分布于周身的感觉神经由浅部进入深部必须穿过筋膜，如果炎性渗出等导致筋膜腔内压力增高时，筋膜的表面张力必然随之增高，通过其间的感觉神经末梢也要承受相应的张力。当肌肉紧张或痉挛时，不但要牵动筋膜，而且和筋膜间还要发生相对位移；另外，筋膜和皮下组织之间也要发生相对的位移。如果筋膜和肌肉、筋膜和皮下组织之间因损伤或炎症而存在着粘连和瘢痕化，或筋膜本身和感觉神经粘连，则这种相对的位移就可以刺激或压迫感觉神经，从而引起疼痛。除了臀上皮神经、股外侧皮神经等较大一些的皮神经发生卡压时可以手术切开进行神经松解术外，大量细小的皮神经是难以进行手术暴露松解的。因此，一般只能采取局部封闭或者在压痛最明显处行"盲目"切除或切断术，或进行广泛的软组织切开松解，但封闭疗法往往不能充分松解粘连、解除压迫，且容易复发，手术切除造成的创伤又相对较大。铍针是根据皮神经卡压综合征的这些特点设计研制而成。铍针疗法，与其说是松解，还不如说是减压、减张。另外，由于术中对神经周围组织的损伤较小，因此术后神经周围形成的瘢痕少，不易再次形成卡压，从而可以使临床症状得到明显的改善。铍针疗法相当于一种创伤较小的神经外松解术，我们在后面的实验研究中已经证实，单纯的神经外松解术可使受压皮神经的组织学和电生理学得到较好的改善，从而为铍针治疗皮神经卡压综合征提供实验依据。通过临床研究显示，铍针不仅对臀上皮神经卡压综合征有很好的治疗效果，总有效率达94.4%，而且经铍针治疗后患部的软组织张力指数明显降低。

以上研究结果表明，铍针能够充分松解粘连，解除压迫，是一种安全、简便、疗效肯定、易于推广的新疗法，它的出现，为临床常见的疼痛性疾病的治疗开辟了新思路。

第二章

疼痛概论

疼痛是人类医界学永恒的课题。疼痛既可以是一类独立的疾病，又可以是各类疾病、创伤的继发症状，伴随了生物学的整个发展历程。早在《素问·举痛论》中就有记载："其痛或卒然而止者，或痛甚不休者，或痛甚不可按者，或按之而痛止者，或按之无益者，或喘动应手者，或心与背相引而痛者，或胁肋与少腹相引而痛者，或腹痛引阴股者，或痛宿昔而成积者，或卒然痛死不知人，有少间复生者，或痛而呕者，或腹痛而后泄者，或痛而闭不通者，凡此诸痛，各不同形，别之奈何？"明确提出以寒邪侵犯脏腑经脉所引起的多种疼痛为例，突出了问诊、望诊、切诊在临证中的具体应用和意义，并对怒、喜、思、悲、恐、惊、寒、热、劳等九种病因所产生的病机和症状进行了讨论。值得注意的是，在九气为病中，属于情志因素者占了六种，突出了情志因素的重要性。同时也提示情志因素致病，其基本病机是气机逆乱失调，这也为诊治情志病指明了方向。这可能是医学史上对疼痛最早的记载。

西医学所谓的疼痛，是一种复杂的生理心理活动，是临床上最常见的症状之一。2001年，国际疼痛研究协会（IASP）对疼痛进行了新的定义："疼痛是一种不愉快的感觉和实际的或潜在的组织损伤所引发的感情经历；或就这一损伤所做的描述。"它包括伤害性刺激作用于机体所引起的痛感觉，以及机体对伤害性刺激的痛反应［躯体运动性反应和（或）内脏植物性反应，常伴随有强烈的情绪色彩］。疼痛可作为机体受到伤害的一种警告，引起机体一系列防御性保护反应。另一方面，疼痛作为报警也有其局限性（如癌症等出现疼痛时，已为时太晚）。而某些长期的剧烈疼痛，对机体已成为一种难以忍受的折磨。因此，解决疼痛是医务工作者面临的重要任务。

一、疼痛的病因

机械性刺激、电流、高温和强酸、强碱等物理化学因素均可成为伤害性刺激引发疼痛。全身皮肤和有关组织中分化程度最低的游离神经末梢，作为伤害性感受器，将各种能量形式的伤害性刺激转换成一定编码形式的神经冲动，沿着慢传导的直径较细的有髓鞘和最细的无髓鞘传入神经纤维，经背根神经节传到脊髓后角或三叉神经脊束核中的有关神经元，再经由对侧的腹外侧索传至较高级的疼痛中枢——丘脑、其他脑区以及大脑皮质，引起疼痛的感觉和反应。与此同时，快传导的直径较粗的传入神经纤维所传导的触、压等非痛信息已先期到达中枢神经系统的有关脑区，并与细纤维传导的痛信息发生相互作用。

二、疼痛的发生机制

1965年出现的疼痛闸门控制学说，认为脊髓后角胶状质中的某些神经细胞对痛信息的传递具有闸门作用，控制着痛信息向中枢神经系统传递，本身并受周围神经粗、细传入纤维活动和高级中枢下行控制作用的影响。其中粗、细纤维传入活动的力量对比，制约着闸门的启闭：细纤维的传入冲动使闸门开放，将痛信息内传；粗纤维的传入冲动使闸门关闭，中断痛信息的传递，同时激活脑部高级中枢，通过下行控制系统控制闸门的活动。因而，任何使细纤维活动增强和（或）粗纤维活动减弱的因素均可招致疼痛。

1970年，人们又进一步发现轻度电刺激中脑导水管周围灰质或向该处注射微量吗啡，可引起极明显的镇痛效果，并据此提出内源性疼痛抑制系统的概念。接着，人们又发现导水管周围灰质中的神经细胞含有丰富的脑啡肽受体，其周围存在大量的脑啡肽。

内源性的脑啡肽以及外源性的吗啡之所以具有强大的镇痛作用，其原因在于这些物质能与神经细胞上的阿片受体结合。除脑啡肽、内啡肽、强啡肽等内源性多肽及其受体外，5-羟色胺等神经递质及其相应的受体也参与下行控制或内源性疼痛抑制系统。疼痛通常由伤害性刺激引起，是伴有不愉快情绪体验的一种感觉。

刺激可来自外界而作用于体表，如外物打击或极端温度的接触，这种感觉定位准确，通过游离神经末梢经特定神经通络上传脑部。刺激也可起自体内，经内脏神经的传入部分上传，其定位较模糊。在成人，疼痛还常由心理原因引起，而无明显直接的物质原因。一般来说，疼痛易受注意、暗示和期待等心情的影响；一个人的既往经历和当时的情境均会给疼痛带来很大变异。

三、疼痛的意义

疼痛是危险的象征，促使人们紧急行动，避险去害。在医学中，疼痛是最常见的症状之一，疼痛的位置常指示病灶所在，而疼痛的性质间接说明病理过程的类型。另外，在不影响对病情观察的条件下，医生有责任帮助病人消除疼痛。因而无论是麻醉止痛还是一般的镇痛措施，都是医学研究的一个重要课题。

四、疼痛的特点

疼痛作为机体受到刺激的感觉，一般包括两个方面：一是疼痛的感觉，二是机体对疼痛的反应。疼痛有其本身的特性：①痛觉总伴随情绪反应。②痛的主观体验以及伴随的各类反射和反应，常因周围环境、机体状态，甚至主观愿望等心理活动的变化而改变。③实验过程中，重复多次同样的伤害性刺激，往往难以得到稳定的"痛"反应，即反应的可重复性较差。痛觉的生物学意义在于它作为报警系统，让个体警觉到所处的伤害刺激，以便迅速做出逃避或防御的反应。

五、疼痛的性质

疼痛的性质有时极难准确描述，人们通常可以指出疼痛的部位和程度，但要准确说明其性质则较为困难。人们通常是用比拟的方法来描述，如诉说刺痛、灼痛、跳痛、钝痛或绞痛。疼痛可以引起逃避、诉痛、啼哭、叫喊等躯体行为，也可伴有血压升高、心跳加快和瞳孔扩大等生理反应，但这些均非疼痛所特有。疼痛作为感觉活动，可用测痛计进行测量。身体可认知的最低疼痛体验称为痛阈，其数值因年龄、性别、职业及测定部位而异。疼痛作为主观感受，没有任何一种神经生理学或神经化学的变化，可以视为判断疼痛特别是慢性痛有无或强弱的特异指征。

疼痛的诊断在很大程度上依靠患者的主诉。根据痛源所在部位可将疼痛分为头痛、胸痛、腹痛和腰背痛等，但有的内脏疾病刺激由内脏感受器接受，由交感神经纤维传入，经交感总干、交通支进入脊神经后根及脊髓后角感觉细胞、相应该节段的皮肤出现疼痛，亦即疼痛部位不在痛源处而在距离真实痛源相当远的体表区域，这种疼痛称为牵涉痛，如心绞痛的疼痛常放射到左肩、臂和腕。根据疼痛出现的系统，可将疼痛分为皮肤痛、神经痛等，其中中枢神经结构损害引起的疼痛称为中枢性疼痛。根据出现的时程和程度，疼痛亦可分为急性痛、慢性痛和轻、中、重痛等。根据引起疼痛的原因可区分出炎症痛、癌痛等。有的截肢患者，甚至先天缺肢畸形的患者仍可感到自己不复存在的或根本未曾有过的肢体疼痛，这称为幻肢痛。极度抑郁的人以及某些精神分裂症或癫痫患者的疼痛可能是其幻觉症状之一。在某种意义上，疼痛的性质可大致反映疾病的性质，比如在临床上经常遇到的跳痛、灼痛、点击痛，这几种疼痛的性质比较接近，但其病变性质各异，若不加以区别，很容易发生混淆。

1.跳痛

常伴随动脉的搏动而短暂加剧，多发生于炎症区，敏感的神经末梢受所在组织膨胀压力而产生规律性或阵发性痛，痛常剧烈难忍。在枕部、肩胛区，当神经有伴随血管时，两者之一的炎症，亦可引起难忍的跳痛，如常见的血管神经性头痛。

2.灼痛

灼痛多因化学物质刺激痛觉感受器而引起，如皮肤烧伤、暴晒伤、局部软组织炎性渗出，均可引起灼痛。一般来说，灼痛的发病部位多较表浅。患者容易表达疼痛的部位及性质，但有时难以指出确切的痛点。皮神经卡压综合征的疼痛属于痛觉感觉末梢向内传导过程中受到物理或化学性刺激，因此多表现为灼痛。

3.点击痛

为根性痛的一种表现，神经根受刺激时可产生。敏感的神经根受到硬脊膜摩擦、撞击或其周围组织短时间内压力升高，如咳嗽、喷嚏刺激均可引起点击痛。

六、疼痛的分类

疼痛公认的分类方法基于神经生理学机制、时间、病因或影响部位。疼痛的神经生理学分类基于推断的疼痛机制，主要有两种：伤害感受性疼痛和非伤害感受性疼痛。伤害感受性疼痛又分为躯体疼痛和内脏疼痛；非伤害感受性疼痛又分为神经病理性疼痛和心理性疼痛。

按疼痛持续时间可分为急性疼痛和慢性疼痛。急性疼痛发生于创伤或手术后，有自限性，当组织损伤恢复后即减轻，若不减轻可发展为慢性疼痛。慢性疼痛指持续时间超过急性损伤或疾病的正常痊愈时间，间隔几个月或几年就复发的疼痛，也可简单定义为持续时间超过6个月的疼痛。慢性疼痛能影响生活的各个方面，如就业、社会活动和人际关系等。

（一）病因分类

更注重引起疼痛的原发疾病，如癌性疼痛、关节炎疼痛及镰状细胞疾病疼痛等。癌性疼痛占疼痛病人的20%~50%。

（二）按发病部位分类

可分为头痛、肩痛、腰痛和腿痛，等等。在大多数调查中，腰痛占很大比例。据不完全统计，去医院的病人中20%是治疗腰痛。

（三）按发病特点或病程分类

1. 急性疼痛

软组织及关节急性损伤疼痛，手术后疼痛，产科疼痛，急性带状疱疹疼痛，痛风等。

2. 慢性疼痛

软组织及关节劳损性或退变疼痛，椎间盘源性疼痛，神经源性疼痛等。

3. 顽固性疼痛

三叉神经痛，疱疹后神经痛，椎间盘突出症疼痛等。

4. 癌性疼痛

晚期肿瘤痛，肿瘤转移痛等。

5. 特殊疼痛类

血栓性脉管炎，顽固性心绞痛，特发性胸腹痛等。

6. 相关学科疾病

早期视网膜血管栓塞，突发性耳聋，血管痉挛性疾病等。

（四）按疼痛程度分类

1. 微痛

似痛非痛，常与其他感觉复合出现。如痒、酸麻、沉重、不适感等。

2. 轻痛

疼痛局限，痛反应出现。

3. 甚痛

疼痛较著，痛反应强烈。

4. 剧痛

疼痛难忍，痛反应强烈。

此外，世界卫生组织（WHO）将疼痛划分成以下5种程度：①0度：不痛；②Ⅰ度：轻度痛，可不用药的间歇痛；③Ⅱ度：中度痛，影响休息的持续痛，需用止痛药；④Ⅲ度：重度痛，非用药不能缓解的持续痛；⑤Ⅳ度：严重痛，持续的痛伴血压、脉搏等的变化。

（五）按病理学特征分类

疼痛可以分为伤害感受性疼痛和神经病理性疼痛（或两类的混合性疼痛）。

伤害感受性疼痛是完整的伤害感受器感受到有害刺激引起的反应，疼痛的感知与组织损伤有关。正常情况下，疼痛冲动由神经末梢产生，神经纤维负责传递冲动。当神经纤维受损或神经系统因创伤或疾病发生异常改变时也会产生自发冲动，引起的痛感会投射到神经起源部位，称为神经病理性疼痛。

（六）按疼痛持续时间和性质分类

疼痛可分为急性疼痛和慢性疼痛，慢性疼痛又分为慢性非癌痛和慢性癌痛。

急性疼痛指短期存在（少于2个月），通常发生于伤害性刺激之后的疼痛。急性疼痛复发也常诊断为疼痛的再次发作。突发性疼痛是一种特殊类型的急性疼痛，通常是指由于疼痛强度突然增加导致接受慢性阿片类药物治疗的患者在原有镇痛水平上出现的短暂的疼痛。如果在初始阶段疼痛未得到完全控制，急性疼痛有可能会发展为慢性疼痛，这可能是由于疼痛传导路径发生病理改变，从而成为疼痛产生的病因。

慢性疼痛导致患者抑郁和焦虑，给身心造成极大伤害，并严重影响其生活质量，可能在没有任何确切病因或组织损伤的情况下持续存在。慢性疼痛的时间界限说法不一，多数将无明显组织损伤，但持续3个月的疼痛定义为慢性疼痛。

慢性非癌痛与慢性癌痛有显著的不同。对于癌痛患者，疼痛的缓解依赖于肿瘤细胞的杀灭或阻断疼痛传导路径。多数患者的预期生存时间有限，通常较少考虑药物的依赖性或可能引起的长期毒性。慢性非癌痛患者镇痛的同时不仅要求尽可能地降低药物的短期和长期毒性，而且还要尽量保证患者的生活质量。

（七）其他

其他特殊的疼痛类型还包括反射性疼痛、心因性疼痛、躯体痛、内脏痛、特发性疼痛等。

七、疼痛的防治

疼痛理论机制研究的每一进展，均给疼痛的防治实践带来新的策略和措施。任何减弱细纤维传入和（或）加强粗纤维传入的措施均有助于治疗或缓解疼痛。除用传统中医中药推拿、按摩、热疗、电疗等物理疗法可缓解疼痛外，局部麻醉药（以下简称"局麻药"）封闭或阻断传入通路的细纤维活动已为常用手段。针灸和轻度电刺激神经等疗法，在疼痛特别是慢性痛治疗上已被广泛应用。在疼痛药物治疗中，除能抑制前列腺素合成的非麻醉性镇痛药（如阿司匹林）和与阿片受体结合的麻醉性镇痛药（如吗啡）等常用于止痛外，一些非固醇类抗炎药也已开始应用。

基于心理因素在疼痛产生与防治上的影响，安慰剂、催眠、暗示、松弛训练和生物反馈等加强正性情绪活动等心理疗法，以及其他增强信心和减轻恐惧的任何药物或处理方法，均有助于缓解或减轻疼痛，如分娩的喜悦、注意力的集中、激烈的战斗，以及某些特殊的仪式，均可在一定程度上缓解疼痛的痛苦感觉。在一些不得已的情况下采用的永久性破坏或中断疼痛上行解剖通路的外科手术疗法，很难达到长时缓解疼痛的目的。外科医生因而日益倾向于非损伤治疗，用仪器对内源性疼痛抑制系统的有关部位（如粗纤维在其中上行的脊髓后索）进行电刺激。这种刺激疗法可产生令人鼓舞的效果。由于疼痛对身体健康具有防御和保护意义，并非一切疼痛都是严重疾病的征兆，因此并非所有疼痛均须止痛。如果消除疼痛后，疾病确诊便会产生疑问的病例，在确诊前不应轻率地使用镇痛药。为了解除长期迁延的慢性痛的痛苦，病人也宜首先建立战胜疼痛的信心，必要时配合适当的休息和物理疗法。体表结构的浅表性疼痛，一般用非麻醉性止痛药即可缓解。躯体深部痛以及内脏痛常需使用成瘾性较弱的人工合成镇痛药，如哌替啶。晚期癌症所致的顽痛常不得不求助于止痛作用最强的吗啡，此时不必顾及其成瘾性；必要时亦可采用止痛性外科手术。对于精神紧张或心理因素导致的疼痛患者，可应用镇静药和（或）配合心理疗法。

20世纪90年代中期，原中国中医研究院博士生导师董福慧教授经过长期科研和临床观察，创造性地提出了皮神经卡压综合征的诊断，给予临床上大量常见的以无明显诱因出现的疼痛和不适，缠绵难愈、反复发作，常被诊断为"慢性软组织损伤""肌筋膜炎"或"风湿性疾病"等疼痛性疾病以新的认识，并根据皮神经卡压的发病特点，提出了铍针疗法来治疗皮神经卡压综合征。

铍针疗法术中通过铍针对皮下组织、筋膜的切割，使筋膜腔内压力减低，筋膜表面张力降低，松解粘连，从而消除感觉神经末梢所受的张力性刺激和压迫，缓解疼痛。它具有创口小、痛苦小、无需麻醉、定位准确、松解较为充分的优点。另外，由于术中对神经周围组织的损伤较小，因此术后神经周围形成的瘢痕少，不易再次形成卡压，从而可以使临床症状得到明显的改善。

第三章

皮神经卡压综合征概论

皮神经在走行过程中，由于某些原因受到慢性卡压而引起的神经功能障碍，并表现出一系列神经分布区的不同程度的感觉障碍、自主神经功能障碍、营养障碍甚至运动功能障碍，统称为皮神经卡压综合征。

周围神经卡压或压迫综合征是外科常见疾病之一。1854年，Paget最早描述了周围神经卡压综合征——腕管综合征，此后在1861年Guyon指出了尺神经被卡压的可能性。1878年，Panas报道了肘管综合征；1908年，Jay Hunt首先报道了尺神经被卡压的病例。1918年，Adson提出将尺神经松解后前置到肌肉内治疗肘管综合征取得良好效果，此治疗方法一直沿用至今。1932年，Wartenberg报道了前臂桡神经感觉支卡压征，后人称其为Wartenberg病。1968年，Spinne在尸体中发现桡神经深支（即后骨间神经）在前臂行走途中经过一个纤维弓的下方，由于此纤维组织弓状物在1905年为Frohse首先描述，故称此弓为Frohse弓。1972年，Koles和Mandsley报道了桡管综合征。1986年，Dellon报道了32例桡神经浅支卡压的病例，引起临床上的广泛注意。1963年，Kopell和Thompson对肩胛上神经卡压综合征首先做了详细描述。1983年，Cahill首先描述了四边孔综合征。1860年，Wilshire就提出颈肋是压迫臂丛神经引起胸廓出口综合征的原因。1947年，Adson指出引起胸廓出口综合征的因素之一为颈部结构异常，包括颈肋太长、锁骨下动脉升高等。以后通过Wright、Roos、顾玉东等学者的深入研究，使我们今天对周围神经卡压之类的疾病有了较为全面、深刻的认识。

1973年，Upton和McComas首次提出，神经的近侧受压后，其远侧部分对卡压的易感性增高。1978年，Williams Carpenter首次报告了胸廓出口综合征并发腕管综合征的病理变化。以后，Narakas和Wood分别报告了并发腕管、旋前圆肌管、肘管、桡管综合征的病例。

之后通过许多学者在各方面不懈地探索，对于这类疾病的病因、病理、解剖基础、临床表现、诊断及治疗等方面取得了较为一致的、完善的学术论点。随着外科学的不断发展和众多学者们的努力，对过去被诊断为软组织扭伤、软组织劳损、神经性炎症等疾病，其中一部分已被鉴别诊断为神经或细小的神经分支卡压综合征。如斜方肌起点炎、颈项肌劳损、颈肩痛等，其中部分实质上是肩胛背神经卡压、颈神经后支卡压、腋神经四边孔卡压综合征等疾病。

国内、外对周围神经卡压综合征的研究虽已有140余年的历史，但却从未有人正式提出过皮神经卡压综合征的概念。虽然在不少书籍和杂志中都有过关于皮神经卡压的论述，但未正式将其从周围神经卡压综合征中分离出来。从范围来说，周围神经卡压综合征包括皮神经卡压综合征；从症状来说，周围神经卡压综合征常伴有皮神经卡压综合征的症状，这些也许是皮神经卡压被忽视的原因吧。

董福慧教授带领的专家组在众多的临床实践和尸体解剖中发现，皮神经卡压综合征的发生率并不低，临床许多皮肤感觉障碍的病变与一些痛证均与皮神经卡压有关。由于人们的忽视，以及缺乏系统深入的研究，使得皮神经卡压综合征常常被误诊：很多患者接受了多种方法的长期反复治疗而疗效欠佳。在临床诊断方面也比较混乱。加之目前人们工作及生活方式的改变，此病的发病率呈日益升高的趋势，也迫切要求我们寻求一种有效、安全、快捷、经济的治疗方法。为此，我们提出了"皮神经卡压综合征"这一新的病名，并对其病因、病理及诊断、治疗方法进行了初步探讨，以期引起对此感兴趣的同行们的关注，促使这方面工作的进一步开展。

第一节　皮神经卡压综合征的病因、病理与中医病机

对于皮神经卡压综合征，中医认为，其病因是风、寒、湿、热以及病理产物痰、瘀为患，其病机为正气内虚而外感风、寒、湿、热致使经络气血阻滞。

西医学认为，皮神经特别是四肢的神经干，走行较长，当其途经某些解剖部位，如骨孔、骨性隆起、筋膜、腱性肌缘和纤维骨性管道时，易遭遇反复摩擦刺激或受压而产生病理改变。这种受到慢性病理性刺激的皮神经即为卡压性神经。本病临床常见，在单神经病中占有重要位置，但因其常无明显诱因，起病缓慢，容易被忽略而转成慢性疾病，甚至造成难以解除的临床顽症，患者往往难以忍受其苦，故应争取早期诊治，以利神经功能的恢复。

一、病因

（一）解剖性因素

某些特定的解剖部位易使神经受压，如狭窄且缺乏弹性的腕管和肘管，神经干与众多的肌腱走行于容积相对固定的骨纤维管道中，任何炎性渗出或软组织增生、肥厚，均可造成对神经的挤压。再如关节周围的骨性隆起、肌肉的附着点等，这些部位的神经末梢分布特别丰富，软组织的结构致密，活动范围相对较小。若在这些部位复加急性或慢性损伤、腱鞘滑膜炎、骨关节病、肿物、先天性异常的肌肉和纤维带等局部因素，则更易产生皮神经卡压综合征。

（二）全身性因素

生理性妊娠、更年期的妇女、老年人以及某些全身性疾病患者易发生皮神经卡压综合征。这类全身性疾病包括糖尿病、类风湿病、强直性脊柱炎、肢端肥大症、酒精

中毒、甲状腺功能低下、尿毒症、结核病、一氧化碳中毒或药物过量所致的昏迷、营养不良、血液病和麻风病等。其中，老年人易患皮神经卡压综合征的原因可解释为老年期周围神经系统的组织、生理、生化等方面改变，以及老年人易患糖尿病、周围血管病和脊柱病等慢性疾病，而使神经对压迫的耐受性差。此外，消瘦、活动少和惯于长时间处在某种姿势不动也是引起皮神经卡压综合征的附加因素。

（三）姿势和职业性因素

肢体长时间维持在一种使神经受压或受拉的姿势不动，或工作中神经反复受压、摩擦均可引起皮神经卡压综合征。如枕臂入睡，桡神经在肱骨干外侧长时间受压，易患桡神经螺旋沟综合征，长期反复的循环载荷造成局部组织的代偿性增生、肥厚；如惯于采取屈肘支撑的姿势，或木工由于屈肘活动过度而使尺神经在肘部受压，则易患肘管综合征。近年来，由于计算机和网络技术的普及，许多人超常时间伏案工作，使颈肩部软组织劳损，颈肩部皮神经卡压综合征的发病率明显增加。长期卧床的慢性病患者，骶尾部受压，易产生臀中、臀下皮神经卡压综合征。

（四）应力集中

当一个力作用于一个物体时，力使物体产生变形，但物体内部的材料也有抵抗变形的能力，这种物体内部材料抵抗变形的内力在力学上称为应力。它的大小与外力相等而方向相反。人体各种组织器官在承受外力时同样也产生应力，根据应力的方向可将其归纳为压应力、拉应力和剪应力。当某个方向的应力远远大于其他方向或其他方向为零应力时，称为应力集中。应力集中在工程方面可以引起材料或结构的破坏，在人体则可因应力适应性而引起一系列复杂的生理和病理反应。如骨骼为了在主应力方向承担更大的载荷，便在骨的质量和结构两个方面得到加强，结果就形成了我们常说的骨质增生、骨刺。在软组织方面，应力的集中或超限的载荷使筋膜和肌肉产生代偿性增生、肥大，这种筋膜肥厚、肌肉肥大改变不仅使组织结构和功能发生改变，也是造成皮神经卡压综合征的潜在因素或直接因素。

（五）筋膜间室内高压

各种因素引起的筋膜间室内压力增高，如炎性渗出、肌肉痉挛或筋膜挛缩，这种压力在引起肌肉发生缺血性挛缩之前就对各种神经末梢产生了病理性刺激，筋膜表面张力的增高和筋膜间室内压的增高均可对分布于其表面或穿过其间的皮神经产生牵拉或压迫。我们通过这样一种假设来理解筋膜间室内高压造成的皮神经卡压：致密的深筋膜表面形成了一个封闭的系统，好像充满了水或空气的气球，各种感觉神经纤维的末梢分布在这个气球的表面，当气球内的气体或液体增多、压力加大时，气球的体积增大，表面张力也随之增大，分布在其表面的神经纤维末梢也被动受拉，产生了各种疼痛及感觉异常。应用铍针治疗皮神经卡压综合征也就是针对这种软组织减压设计的，这点在后面的治疗部分还将详细讨论。目前，这种软组织张力性皮神经卡压已经成为慢性劳损性疾病产生疼痛的主要病因。

（六）其他

如石膏绷带固定过紧，夹板纸压垫位置不当，止血带时间过长或麻醉时体位不当等因素，均可引起皮神经长期受压。其中，止血带在四肢外科手术中的广泛应用所带来的并发症已受到广泛注意，应用止血带所致的神经麻痹可以引起肌力减退、僵硬、水肿、感觉异常和疼痛等，有人称其为止血带用后综合征。有报道认为，应用止血带的患者72%以上存在肌电图异常。应用止血带时间的长短对术后的影响更大，多数学者认为1~3小时为安全限。神经受压引起损伤的机制尚不清楚，可能与外膜通透性变化引起神经内膜水肿、微循环障碍有关。另外，手术切口瘢痕粘连造成的皮神经卡压综合征也较常见。

二、病理

周围神经卡压的病理过程有3个基本变化：早期局部缺血，致血-神经屏障破坏，微循环障碍，导致神经内水肿；继而发展至中期结缔组织变化，神经外膜增厚，神经束间结缔组织增生；随着神经卡压程度的进行性加重和时间的延长，后期有髓纤维出现Waller变性，神经束间形成粘连以及永久性瘢痕。

皮神经卡压的主要病理改变有以下4个方面：①不断增加的组织压力造成对神经直接的压迫损害；②承受组织压力增高而带来的血供缺乏导致神经的缺血性损害；③卡压后轴浆运输受到影响；④神经受到严重的卡压时，神经束膜可发生显著的病理变化，束膜增厚、束间粘连或瘢痕形成以及神经外膜增厚，使得神经束变硬、变窄，不能完成其生理功能面形成继发的卡压因素。

1.组织压力

当压力沿神经纵轴分布较长时，对神经产生的压强不会太大，因而出现的神经损害并非很严重。实践证明，当受压达4.0kPa时，神经发生功能性变化，导致远侧轴索输送蛋白功能消失；长时间压强达4.0~10.7kPa时，可引起神经内水肿、纤维瘢痕形成，引起功能障碍或消失。国内报道，当神经受到4.0kPa的压强2~4小时，其变化尚可逆转，同样的压力时间超过4小时则功能不可逆转。因此在神经受压小的情况下，神经受压部位常出现神经轴索的节段性脱髓鞘病损。其病变特征是髓鞘以施万细胞为单位，在相邻郎飞结之间一个节段的变性溃变，溃变后的髓鞘碎片离开轴索，或溶解，或被吞噬，而神经纤维轴索并不受影响，可保持结构完整而不发生变化；除严重的卡压性损伤可以在节段性脱髓鞘变化的同时出现部分轴索的变性外，病变主要沿神经纵轴发生在髓鞘上，节段性脱髓鞘可以整个节段同时发生，这样广泛的髓鞘病变可以影响神经纤维功能，使神经传导速度减慢，但在神经轴索无病变的情况下，解除压迫后，常可以使神经功能得以恢复。即使压迫较重，严重节段性脱髓鞘病变使轴索遭受的损害是不完全的，神经纤维的功能至少可部分恢复。当卡压性损伤严重，使轴突中断，而内膜鞘和神经纤维完整时，损伤局部与传导阻滞相似，不同的是轴突和髓鞘的完整性受到破坏，受损部位神经轻度充血，束间水肿，随后毛细血管通透性增加。损伤部位以下的神经发生 Waller 变性，轴突最早出现退行性改变发生于受损后数小时之内，神经微管和微丝变得无序和碎裂，轴浆内充满不规则集聚的颗粒状物。轴突肿胀，随之表现为不规则的突起状和染色不均匀，轴突出现空泡。损伤 48~96 小时后轴突碎裂成扭曲状片段，轴突的连续性中断。轴突的碎片 2 周后大部分消失。髓鞘不完整最早出现在损伤后数小时，36~48 小时后髓鞘崩溃加快。结旁区和切迹部物理性不完整最显著，第 3 天髓鞘片段聚成椭圆形，可包裹轴突残渣，通过细胞吞噬作用将其清除。Waller 变性的最后阶段，不同形态的轴突，髓鞘残渣块充填在神经纤维内，被巨噬细胞和施万细胞吞噬。吞噬作用主要发生在第 1 周到 3 个月。其中第 2~4 周，大部分残渣已被清除。

2.组织缺血

周围神经对缺血的耐受性较差，神经受卡压后，神经干变细，神经表面苍白，呈缺血样改变。神经纤维中，髓鞘（施万细胞）对缺血较敏感，所以神经纤维缺血病变均有脱髓鞘现象。严重缺血损伤引起神经纤维变性与神经受切割、挤压形成的 Waller 变性有相似之处，但缺血性病损常出现范围广、进程快。其病理改变往往有整个轴索变性，包括神经干内众多神经纤维和成束的神经纤维变性、坏死。病变不只停留于缺血部位，尚可向远端或近端发展，在缺血部位远侧是进行性变性，神经末梢也可以受到影响，表现为终末变性，甚至还可以造成神经细胞体的营养性改变。缺血性损害最先影响的是粗的有髓鞘纤维，如运动神经纤维；缺血加重或时间延长，则可致细的有髓鞘神经纤维（如传入神经纤维）及无髓鞘神经纤维（如交感神经纤维）遭到损害而出现病变。缺血对神经传导有直接影响，压迫所致的缺血在数分钟内引起神经传导阻滞，缺血 30~40 分钟的神经传导阻滞，在压力解除后可迅速恢复，持续 6 小时缺血可引起轴突退行性变。毛细血管血流受阻而迟缓，最终可引起神经纤维过敏和自发放电，外膜毛细血管渗出，导致外膜水肿。随着血流进一步减慢，缺血逐渐加重，束间毛细血管开始渗出，出现束间水肿，束间压力增高。这些变化使神经微环境和神经纤维营养发生变化，引起传导阻滞。一旦压力解除可逐渐恢复。如果不能恢复，可能发生轴突断裂，出现 Waller 变性。

3.卡压后影响轴浆运输

实验研究证实，2.7~6.7kPa（20~50mmHg，与腕管综合征的管内压相似）的压力持续 8 小时以上，可以损害快或慢的顺向轴浆流，卡压影响了顺向轴浆流，继而神经细胞支架部分以及鞘膜和轴索功能需要的介质传递受影响。卡压后胞体发生形态学改变，与卡压的程度相关，压力越大，胞体的形态改变越明显。典型的反应是胞体肿胀，核向细胞边缘移动，颗粒内质网的改变，Nissl小体碎裂呈嗜碱性颗粒样物质。引起胞体形态和生化改变的主要因素尚不清楚，考虑与逆流运输的改变（要么缺少神经营养因子，要么运来了受伤部位的外源性物质）和顺流运输提前返回有关。Uptom等于1973年提出双卡综合征，即神经干或根上的一系列损害可累积并造成双向性神经病变。实验证明，近侧神经卡压影响了重要物质向远侧运送，再有创伤就易发病。也可推测远侧段损伤后，可引起近段卡压性病变，即"反向的双卡综合征"，机制是远侧段卡压后影响了营养物质的逆向传送，这些物质是胞体生存和维持功能所必需的。物质供给减少引起胞体形态和功能改变，继而减少了物质的顺向运送，同样使近侧段对卡压的易感性增高。早期对周围神经的张力特性的研究主要着眼于断裂点的力学研究，以后更注重的是神经结构与功能和力学的关系。

4.神经束膜变化

Sunderland于1951年提出了5度分类法。

Ⅰ度损伤：为损伤的早期，主要引起神经束膜、内膜及鞘膜肿胀，部分无髓纤维变性，轴突结构与连续性正常。

Ⅱ度损伤：神经外膜增厚，鞘膜肿胀加重，邻近受压处部分节段性脱髓鞘，但轴突连续性正常，神经内膜完整。

Ⅲ度损伤：有髓纤维广泛脱髓鞘，邻近受压处轴突相继发生改变，先是轴突增粗、迂曲，随后出现断裂，远端随之发生Waller变性。

Ⅳ度损伤：神经内有髓纤维的髓鞘大量变性、裂解，广泛轴突断裂和Waller变性，神经内膜也明显增厚、纤维化。

Ⅴ度损伤：神经束广泛纤维化，纤维结构崩解、消失。碎片吸收形成空洞，结缔组织增生，最后整个神经干纤维化。

其中Ⅲ度损伤和Ⅳ度损伤均有神经被膜受损，而引起神经被膜的纤维化，导致外膜与束膜增厚，引起束间粘连，神经束变硬、变窄，则不仅不能完成其生理功能，而且会成为继发卡压的因素。损伤外力最强处的近端神经还可增粗形成假性神经瘤，造成严重的卡压。

三、中医病机

皮神经卡压综合征，根据其主要临床表现，如感觉过敏、感觉减退、感觉缺失、感觉过度、疼痛等症状，可归属于中医学"麻木""不仁""痹证""痛证"等范畴。其病机主要包括以下几个方面。

1.风寒湿三气杂至，合而为痹

早在《灵枢·刺节真邪》中就有"卫气不行，则为不仁"的记载。在《素问·痹论》中对痹证的病因、病机、证候分类以及演变等内容作了详细的论述。如论病因"风寒湿三气杂至""所谓痹者，各以其时，重感于风寒湿之气"；在论述病机时指出，痹证虽系感受风寒湿邪而致，亦随人体阴阳盛衰而有寒热不同见证，如《素问·痹论》谓："痹，或痛，或不痛，或不仁，或寒，或热，或燥，或湿，其故何也？岐伯曰：痛者，寒气多也，有寒故痛也。其不痛不仁者，病久入深，荣卫之行涩，经络时疏，故不痛，皮肤不营，故为不仁。其寒者，阳气少，阴气多，与病相益，故寒也。其热者，阳气多，阴气少，病气胜，阳遭阴，故为痹热。"在论证候分类时说："其风气胜者为行痹，寒气胜者为痛痹，湿气胜者为着痹也。"此外，《素问·痹论》还指出，痹证的发生与人之正气有关，如"逆其气则病，从其气则愈，不与风寒湿气合，故不为痹"。《金匮要略·中风历节病脉证并治》中的历节即指痹证一类的疾病，并提出了桂枝芍药知母汤和乌头汤两张方剂。

《诸病源候论·风痹论》中说："痹者，风寒湿三气杂至，合而成痹，其状肌肉顽厚，或疼痛，由人体虚，腠理开，故受风邪也。"在《诸病源候论·风湿痹候》中说：风湿痹"由血气虚，则受风湿，而成此病"。《备急千金要方》《外台秘要》等著作中收载了较多的治疗痹证的方剂，如沿用至今的独活寄生汤等。

《症因脉治·痹证论》对风痹、寒痹、湿痹、热痹的病因、症状、治疗均做了论述。《医宗必读·痹》对痹证的治疗原则做了较好的概括，提出除分清主次，适当采用祛风、除湿、散寒外，行痹应参以补血，痛痹参以补火，着痹则参以补脾益气。此后清代的程钟龄、林珮琴也分别在《医学心悟》与《类证治裁》中采用此基本治疗原则。

到了近代，叶天士在《临证指南医案》中对痹证的治疗做了颇有实用价值的论述：气血营卫内虚是本病致病的内在条件，风、寒、湿、热外袭是致痹的外在因素，经络气血阻滞是痹证的主要病机。从不同病机角度看，不论何种原因所致的痹证，都是由于气血凝滞、脉络痹阻所引起的。因此，"通痹"就成了治疗一切痹证的总原则，诸如祛风、散寒、除湿、清热、行气、化瘀、化痰、益气、温阳、养血通络十法。施今墨提出治痹六法：清热活血、散风除湿法，疏风祛湿、通络扶正法，温补肾阳、散风祛湿法，搜风逐寒、益气活血法，调补气血、健脾燥湿法，清热利湿、佐以育阴法等。具体运用时每每表里并治，气血同调，刚柔相济，动静结合，上下皆疗，标本兼顾，扶正不忘祛邪，祛邪不忘扶正，所治病例，效果显著。

2.气滞血瘀，络脉不畅

中医十分重视人体气血津液的运行，认为气停滞不行则为气滞，津液不行则为痰湿，血停滞不行则为血瘀。内至脏腑，外达皮肉筋骨，莫不如是。如果说风寒湿痹为皮神经卡压综合征的外因病机，气滞血瘀则是其内因病机。在生理方面，气血相互依存，气主煦之，血主濡之，气为血之帅，血为气之母。在病机方面，气血相互影响。气行则血行，气滞则血凝。《素问·阴阳应象大论》中载有"气伤痛，形伤肿"，认为人体创伤后出现的肿痛症状是气血受伤的病理变化。当人体受到创伤打击后，经络血脉挫伤，气机运行不畅，经络筋脉阻滞，而人体的感觉是靠经络传输的，经络筋脉气机阻滞，不通则痛，所以张子和有"诸痛皆生于气"的言论。人体受伤，尤其是血脉受伤，则引起络破血溢，渗入肌肉、腠理之间，形成瘀血而致局部肿胀。近年来，对于血瘀证的研究尤为深入。血瘀证也称瘀血证。一般认为前者是因，后者是果，但因果关系在实际中很难分得十分清楚。临床所说的血瘀证通常是指因气虚、气滞、寒凝、火热等原因导致血瘀而血行不畅，或外伤及各类急、慢性疾病导致的出血未能及时消散而引起者。由于瘀血阻遏的部位不同，血瘀证又有阻于经脉、肢体、脏腑、表皮等不同部位和病种之分。

关于血瘀证的病因病机在《黄帝内经》中早有系统阐述，如关于损伤瘀血（《素问·刺腰痛》《灵枢·邪气脏腑病形》），寒凝瘀血（《素问·八正神明论》《素问·调经论》），大怒瘀血（《素问·生气通天论》《素问·调经论》），病久入深瘀血（《素问·痹论》），瘀血五脏卒痛（《素问·举痛论》），瘀血痹证（《素问·脉要精微论》《素问·平人气象论》及《素问·痹论》），瘀血厥证（《素问·五脏生成》），瘀血成痈（《素问·生气通天论》《灵枢·痈疽》《素问·举痛论》《灵枢·水胀》）及瘀血血枯（《素问·腹中论》）等，是临床实践的重要归纳。东汉张仲景在《黄帝内经》理论基础上，立"瘀血"病名，并在《金匮要略·惊悸吐衄下血胸满瘀血病脉证治》中专篇立论。在《伤寒论》太阳病及阳明病篇中也较多地阐述了"蓄血证"的论治。张仲景在辨证治疗血瘀证的十余首方剂中，主张伍以温经散寒的桂枝，治疗寒邪客于经脉的血瘀证；伍以损阳和阴的硝黄，是《黄帝内经》"血实宜决之"治疗思想的拓展。此外，在其所立活血化瘀方剂下的瘀血汤、鳖甲煎丸、抵当汤、桃核承气汤、桂枝茯苓丸等方中，多采用水蛭、虻虫等虫类药，也是一大发展。西汉时期的《神农本草经》收载了丹参、丹皮、赤芍、桃仁、蒲黄等41种活血化瘀药。隋唐时代，在《诸病源候论》《备急千金要方》《外台秘要》等著作中增列了很多对活血化瘀证候及方剂的论述。金元四大家在寒凉、攻下、补土及滋阴等方面发展中医的同时，也重视应用活血药。明清时期汪机、张景岳、傅青主等对血瘀证也有很多证治经验。清代叶天士进一步创通络学说。王清任则强调治病要诀在于明气血，气有虚实，血有亏瘀，创活血为主的方剂33首。其中通窍活血汤、血府逐瘀汤、膈下逐瘀汤、少腹逐瘀汤、身痛逐瘀汤等方剂广为后世应用。

皮神经卡压综合征的气滞证多表现为肢体麻木窜痛，痛无定处，为疾病的早期。皮神经卡压综合征的血瘀证多表现为局部酸胀刺痛，痛有定处，指下按之常有痛性结节或条索状物，为中、晚期。

3.痰湿为患，局部肿满

痰湿既是病因，也是病理产物，主要关系到肺、脾、肾三脏。由于肺、脾、肾三脏功能失调，加之寒、热、气、火等原因，影响了津液的正常敷布和运行，使其聚而生湿，变而为痰、为饮。肾阳虚衰，不能蒸化水液，也是造成痰湿病变的原因之一。痰形成之后，可随气流行，外而筋骨，内而脏腑，上下左右无所不至。若影响了机体脏腑的气机升降和气血的运行，便会发生种种痰湿病变。

湿有外湿和内湿的区别。外湿就是指存在于自然界的湿气，四季中以长夏时期湿气最盛。外湿伤人，除与季节有关外，还与工作、生活环境有关。如水上作业、涉水淋雨、居处潮湿等都可能成为感受湿邪的条件。内湿是由于脾失健运，水谷精微的运化转输功能失常，蓄积停聚而成。如《素问·至真要大论》所说："诸湿肿满，皆属于脾。"湿性重浊黏腻，凡湿邪致病，常见肢体沉重酸困的症状。如头部有湿，清阳不升，则头重而昏，有似以巾裹头、箍而发紧的感觉，即《素问·生气通天论》所谓"因于湿，首如裹"。若湿留关节，则滞着不移，沉重难举。湿性黏滞，病程较长，缠绵难愈。湿为阴邪，遏伤阳气，阻碍气机，其症为肢节酸痛沉重，甚则难以转侧，或肿满，痛有定处，肌肤麻木等。

第二节　皮神经卡压综合征的临床表现

皮神经卡压综合征是一个慢性、渐进性的临床过程，主要表现为局部疼痛或感觉异常。局部肌肉紧张但不影响躯体运动，虽然有时临床症状复杂但病变部位表浅。本节在介绍皮神经卡压综合征的临床表现的同时，还讨论了部分有关诊断和鉴别诊断的问题。

一、疼痛

疼痛是皮神经卡压综合征患者的主诉。疼痛作为一个生理学概念，是指由体外或体内的伤害性或潜在伤害性刺激所产生的主观体验，并伴随躯体运动反应、自主神经反应和情绪反应等。疼痛作为机体受到刺激的感觉，一般包括两个方面：一是疼痛的感觉，二是机体对疼痛的反应。疼痛有其本身的特性：①痛觉总伴随情绪反应。②痛的主观体验以及伴随的各类反射和反应，常因周围环境、机体状态，甚至主观愿望等心理活动的变化而改变。③实验过程中，重复多次同样的伤害性刺激，往往难以得到稳定的"痛"反应，即反应的可重复性较差。痛觉的生物学意义在于它作为报警系统，让个体警觉到所处的伤害刺激，以便迅速做出逃避或防御的反应。

皮神经卡压综合征的疼痛是一种慢痛，其特点是疼痛缓慢地产生，呈烧灼感，定位较差，持续时间久，有时呈难以忍受的疼痛。

在临床上对皮神经卡压综合征引起的疼痛进行分析时，要注意疼痛的部位、时间、性质及组织特征，从中理出一个清晰的诊断思路，从而做出正确的诊断和鉴别诊断。

（一）疼痛的部位

皮神经卡压综合征的疼痛，多好发于颈、肩、腰、背、臀或四肢关节的骨突部位。这些部位长时间承受较高的应力，容易产生局部软组织高张力状态。这与人们现代生活和工作方式的改变密切相关。例如，从事电脑及网络工作的人员，长时间低头伏案工作，极易造成颈肩部的疼痛。长时间的驾驶，犹如脊柱在经受反复的疲劳试验，腰椎周围的肌肉始终处于紧张状态，腰背筋膜亦处于高张力状态，刺激感觉神经末梢，造成下腰部的疼痛时有发生。四肢关节的骨突部位感觉神经末梢分布丰富，且软组织的缓冲能力较差，局部受到摩擦碰撞的机会较多，也是皮神经卡压综合征的好发部位。

（二）疼痛的时间

皮神经卡压综合征的疼痛多发生于休息时，即所谓的静息痛。因为疼痛是以单个神经元神经冲动的时间模式传达信息的，所以，当刺激其皮肤感受野激活该神经元时，即可显示特征性的发放模式。Melzack 和 Wall 于 1962 年提出了由中枢神经细胞辨认的时间模式类型：①第一类时间模式：发放频率迅速地突然增加和减少是对轻度压迫发生反应的纤维所具有的特征，高阈中枢细胞迅速适应或后兴奋抑制，仅对时间模式发生反应。②第二类时间模式：持续的、比较稳的低频反应是对温度敏感纤维的特征，低阈中枢细胞缓慢适应，对时间模式没有反应。③第三类时间模式：反应频率迅速升高，随后缓慢降低，是对重压或组织损伤发生反应的感受器–纤维的特征。仅在持续爆发后发生反应，并不迅速适应的高阈中枢细胞对时间模式发生反应。皮神经卡压综合征在临床表现的疼痛具备了第一、三类时间模式的特征。

（三）疼痛的性质

疼痛作为一种感觉，与触、压、冷和热觉不同，它不是一个独立的、可明确下定义的感觉。疼痛的出现总是伴有一种或多种感觉，例如刺痛、灼痛、胀痛、酸痛、绞痛、撕裂痛等。皮神经卡压综合征的疼痛属于酸痛、胀痛和灼痛，有时伴有不同程度的情绪反应，甚则达到不能忍受的程度。在某种意义上，疼痛的性质可大致反映疾病的性质。

（四）疼痛的组织特征

几乎任何组织遭受刺激、损伤、炎症或感染时，都能引起疼痛。皮神经卡压综合征的疼痛，其组织特征为：在皮肤和其他组织内分布了许多感受器末梢，其中最常见的是游离神经末梢，一根感觉纤维有许多分支，所以其感受野是一个较大的皮肤区，与邻近的感受野彼此互相重叠。因此，刺激皮肤一个点不是激活一个感受野而是激活几个感受野。在临床上应注意与下列组织引起的疼痛相鉴别。

1.椎间盘

椎间盘对于许多能引起局限性或放射性上肢痛的病症起着极为重要的作用。椎间盘组成功能单位的前部，其功能如同椎骨间的"关节"，能够活动，协助保持椎间孔分开，同时维持颈椎固有的序列，以保持椎管和椎动脉孔的完整。颈椎间盘髓核位于较宽的椎间隙前部，在机械力学上这种位置能防止髓核移向背侧，进入狭窄的椎间隙后部，髓核向后移位需要压挤髓核，但后者受到髓核胶体黏滞的抗阻。髓核组织中无神经纤维和神经末梢，仅在纤维环浅层有窦椎神经分布。发生于椎间盘本身的疼痛叫作椎间盘性疼痛，其特征是深在的钝痛，是一种难以忍受且定位较差的疼痛。当刺激纤维环的后外侧时，疼痛发生在刺激的同侧，刺激纤维环前外侧与刺激前根产生的疼痛相似，可能是由于窦椎神经的交感成分受累，患者可产生相关联的自主神经系统的反应如出汗、恶心、血压降低。因为窦椎神经支配一个以上的椎间平面，所以患者所诉说的疼痛没有确切的节段特异性。有人试验使正常的椎间盘内压增高，例如将液体用力注入椎间盘内，并不引起疼痛，然而使已经受过损伤或已退化、变形的椎间盘内压增加则产生疼痛，这种疼痛可以在后纵韧带局部麻醉后而消失。后纵韧带由窦椎神经的纤维支配，压力作用到韧带上可以引起脊柱痛。据认为，椎间盘本身所引起的症状，发生在神经根受侵症状出现数周或数月之前。椎间盘疼痛的机制可用以下疼痛弧来说明：窦椎神经末梢或位于纤维环纤维、后纵韧带及硬膜进入神经主干，经后脊神经根走行，疼痛弧借助中间神经元到前角细胞，冲动由腹侧运动根传到肌肉，引起疼痛性肌肉痉挛。这种"肌痛"再经感觉径路回到感觉根，交感神经的节后纤维和窦椎神经相伴行，并伴随前原支到肌肉。

刺激颈椎间盘引起的肩胛部疼痛，其性质和在硬膜内刺激腹侧根引起的痛感类似，疼痛位于深部，放散到肢体的近端和肩胛带，且伴有压痛。将造影剂注入颈椎间盘内的造影已证实：①造影剂能注入特定椎间盘的髓核内；②X线检查能显示造影的椎间盘是否正常；③患者能确定造影剂注入椎间盘时引起的症状；④能确定受异常椎间盘所刺激的确切部位以及该椎间盘与所引起特种疼痛之间的相互关系。椎间盘造影术能鉴别椎间盘源性疼痛和神经源性疼痛。造影时仅用针头触及椎间盘前表面，就能引起"肩胛带部"或肩胛间部疼痛。通过造影针注入少量麻醉剂后，疼痛随之消失。进行造影时，根据髓核突出的部位和方向，可出现各种形式的肩胛部疼痛，可推断髓核突出部位位于椎间盘内，引起牵涉痛的部位在"肩胛带部"或肩胛间部，这种牵涉痛没有明确的定位价值。上位颈椎间盘的牵涉痛位置较高，下位者则更偏向尾侧。

2.硬脊膜及神经根

脊髓的硬膜在椎管内并无升降，只是在前屈时，它们被拉长到最大生理限度。伸展时，硬膜皱褶。脊柱运动时，神经根在椎管内并不活动，但在硬膜被拉紧或出现皱褶时，神经根随之变得紧张或松弛。颈部在中立位时，尤其当颈部屈曲时，神经根在其张力的生理范围内被拉紧，位于椎间孔的最上部，与椎弓根下面相接触。颈部在伸展位时，硬膜呈折曲或皱纹状外观，神经根也变得松弛，更加垂直于脊髓，并在椎间孔内下降而脱离与上方椎弓根的接触。神经根损伤的病理必须包括椎间孔腔隙的缩小，无论是由于椎间盘退行性变、骨赘或椎间盘突出引起的前方侵害，还是关节突关节炎症导致的后方侵害和由神经根鞘内的炎症或纤维化压迫神经，混合神经在穿出椎间孔之前，其运动与感觉部分仍保持分离。神经的运动根（腹根）紧贴钩椎关节，感觉根（背根）则靠近关节突及其关节囊，这种关系具有重要的临床意义。

硬脊膜伴随神经根穿过椎间孔到达孔的外缘。神经根在椎间孔内侧被封闭在一个漏斗状的硬膜囊内，囊的尖端指向椎间孔。神经根到达椎间孔入口处，两个根分别被包绕在各自的蛛网膜–硬膜囊内。在椎间孔的外方，神经入脊神经沟（横突沟）的部位，蛛网膜、硬膜囊同神经鞘合为一体，蛛网膜终止于此，只有硬膜鞘伴随神经继续向外行走，伴随神经根的蛛网膜–硬膜被膜有一层含有小血管的硬膜外膜，此膜延续到椎间孔的外方成为根周鞘，其内有脑脊液以及小动脉、小静脉、淋巴管和脂肪组织。神经根在椎间孔内只占据1/5，其余空隙被许多其他组织所充满，这些组织可因炎症反应及肿胀而致病。

硬脊膜也由窦椎神经支配，椎管和椎间孔内的神经根显然是一种对疼痛敏感的组织。引起神经根疼痛的刺激可能发生在3个部位：①神经根硬膜鞘的神经纤维；②背根（感觉根）受累；③运动根的感觉纤维。压迫、牵拉神经和硬膜鞘导致血液循环障碍，很可能因缺血而引起神经痛。

颈屈曲时，硬膜囊被拉长，受到牵张。因此，神经外间隙受压缩，这被认为是造成缺血的原因，而且齿状韧带把硬膜囊的外力传递到脊髓而不是神经根上。屈颈时，硬膜囊被拉紧，同时将齿状韧带牵开，硬膜囊被拉向侧方，使前后的宽度变小，这样脊髓就受到压迫。胥少汀曾做过动物实验，对神经根施以压力，当重力不超过4.27~4.54N时，去除压力，神经根传导功能尚可恢复，如超过5.34N，则不可逆转，而造成神经根损害。

根据神经根的不同受累部分，疼痛可分为神经源性和肌源性两类。神经根的感觉部分受刺激而引起神经源性疼痛，而腹侧运动神经根受刺激时则出现肌源性疼痛。

神经根受累后出现的神经根性疼痛向远侧放射，也伴有神经根的后原支受刺激，引起肩部和肩胛肩部疼痛。根性痛能有变化，由深在酸痛到附加在钝性酸痛之上的锐痛。根性痛一般在近侧有痛感，而远侧部可有感觉异常或麻木感。实验证明，刺激背根侧时，可引起"闪电"或"电休克"样疼痛，在肢体远端最明显，疼痛范围与已知的皮节分布一致。刺激腹侧运动根时，疼痛在近侧的肩部、腋部和上臂，是深在穿凿样不适感。这种痛感模糊不清，一般位于深部组织，如肌肉、肌腱和筋膜。

腹侧根的功能实质上是运动，腹侧根痛的确切机制尚不清楚。用实验方法诱导的腹侧根痛与贝–马定律（Bell–Magendie）（即：脊髓前根为运动根，后根为感觉根）是相矛盾的，但可设想逆向冲动仅是在背侧根完整的条件下才能出现。上述的腹侧根牵涉痛的感觉分布范围，有部分与这些神经根所支配的肌群一致，因此牵涉痛在肌节区内。

感觉牵涉痛、麻木及麻刺的肩臂部位，在近侧颈髓的某些水平而上有其定位区域。运动神经根所支配的某些肌群，在颈髓中也有定位区域，尽管感觉神经根和运动神经根均有其特定的皮节和肌节分布，但由于相互重叠太多，而且症状和体征部位不够清楚，因而不能确定是哪一个节段水平的神经根。

引起疼痛的神经刺激的特种类型还不十分清楚，并不认为单纯受压产生痛感。但不变化的压力作用到神经上，能使神经功能发生障碍，如：①感觉功能部分损失（感觉减退）；②感觉传导全部丧失（感觉消失）；③运动障碍（力弱、麻痹、反射改变及客观所见的肌肉萎缩）。

鞘外神经根受牵张比受压迫的作用更为重要，其发病机制可能是神经根被牵拉时，其硬膜鞘亦被牵张，因而神经根的血供发生障碍，神经缺血则会引起疼痛。

不管产生疼痛的确切机制是什么，已经明确的是：①神经必须受刺激；②如果压力是刺激因素，它必然是急剧的或是断续的；③神经必须受到侵害，以致不能避免刺激的全部影响。用间隙不够大和运动不当的概念解释颈痛是可行的。

神经根受到急性压迫后引起的变化，动物实验证明主要为神经传导阻滞以及缺血性改变。神经根受到慢性压迫或炎性反应刺激，除有经 Aδ 纤维传导的第一痛，还有由 C 纤维因压迫或刺激而产生的持久、不愉快的慢性第二痛。它不仅受到局部压迫强弱的影响，还受到体液中 H^+、K^+、Ca^{2+} 和中枢兴奋或抑制等多种条件的影响。此外，它还受到外源神经脉冲的抑制，如在受压神经根外周附近按摩或经皮电刺激，都可达到抑制止痛的效果。这是由于外周的抑制性会聚现象的结果。神经中枢还有不断产生的抑制性物质，如脑啡肽在脑干对脊髓后角传入的损害性感觉进行调节，如果这些调节系统失衡，则对轻微的神经根受压或刺激都可引起持久的、顽固的、不愉快的感觉，即根性疼痛。只有及时解除神经根的压迫（如纤维软骨环、髓核、新生物、黄韧带等的压迫）或消除非特异性炎症及其后遗的粘连，才能从病因方面消除这种神经根性疼痛。

神经根受压不仅影响神经传导，同时也对神经纤维轴突内轴浆运输功能起作用，因为后者有供应神经营养作用。通过轴浆流动，可将含有递质的囊泡及某些营养物质运输到轴突末梢。当神经冲动到达末梢时，末梢释放递质，进而改变所支配组织的功能活动，这一作用称为神经的功能作用。神经末梢还能经常释放某种营养物质，持续地调整所支配组织的内在代谢活动，称为神经的营养作用，它与神经冲动无关。切断支配肌肉运动的神经后，肌肉的糖原合成减少，蛋白分解加速，肌肉逐渐萎缩。长期压迫传出神经纤维轴突，也将引起同样的后果。因此，神经根受压后，不仅有 C 纤维传入的持久的疼痛，同时其供应的相应节段的肌肉也将出现萎缩。

3. 颈交感神经

在颈部，交感神经系统有两个主要部分，即交感链和椎神经。所有的颈部交感神经节都是灰色、无髓鞘的节后神经。它们起自交感神经节，并在神经节内同胸髓发出的上行白色节前纤维相接触。这些节后纤维向 3 个方向走行：①伴随前根并沿周围神经的前原支和后原支分布到其支配的部位；②节后纤维通向眼睛、脑神经、头颈部的动脉、锁骨下动脉和心丛；③一支经椎间孔回行，沿腹根与支配硬脊膜和椎管内韧带结构的脊膜返神经汇合。颈部交感神经的第二部分为椎神经和椎丛。椎神经被认为是沿椎动脉走行，位于横突的椎动脉孔内。椎动脉走行中的任意部位受到刺激时，都可以刺激神经。

颈椎部位的退行性改变和其他疾患可以引起交感神经功能障碍。如果颈椎横突前移或后移，也可引起颈交感节受到牵拉、压迫；椎间孔变形、变窄，使脊膜返回支中的交感神经纤维受到刺激或压迫，也可引起交感神经功能紊乱。颈上、中、下交感神经节及胸2~5交感节组成心丛，所以颈椎病在某些病例可引起心律失常。若同时有颈3~4及胸1~5受累，则可引起类似冠心病心绞痛的症状。下颈椎交感型颈椎病，可引起上肢3种类型反射性交感神经营养不良表现。这类病例多无节段性神经根痛，在颈5~6或颈4~5受刺激时，表现为冷冻肩，颈6~7受刺激时表现为骨萎缩，如同时有颈4~7交感神经受刺激，则出现肩-手综合征。

有血管舒缩功能的椎神经受到刺激可能出现3种类型的临床症状，称为巴列-留综合征：①眩晕症状；②面部症状；③咽部症状。此综合征包括头痛、眩晕、耳鸣、鼻功能失调、面部疼痛、面部潮红和咽部感觉异常等症状。

4.韧带和关节囊

黄韧带和棘突间韧带对疼痛刺激并不敏感。关节突关节的滑膜富有感觉神经和支配血管运动的交感神经。当这些滑膜的神经和血管遭受刺激、挤压或被其他炎症累及时，能够产生显著的和相当剧烈的疼痛，并且波及邻近组织，产生牵涉性疼痛。颈部所谓"关节痛"主要来源于关节周围的关节囊组织。

骨性关节炎的疼痛症状可能是由于关节囊增厚而关节活动受限所致。颈部活动时，牵拉关节周围增厚和挛缩的组织，从而引起疼痛。颈部滑膜关节的明显骨侵蚀，且相对的关节面不平滑时，可引起一种"摩擦感"和"摩擦音"。

椎关节病性神经根痛是由于硬膜外神经根穿过椎间孔时遭受压迫引起的。伸展时，椎间孔缩小，受累的神经根被压迫并产生疼痛，增生骨赘不论是在椎间孔内，还是在椎间隙的后外方，都能使硬膜囊变长并使其处于紧张状态。颈椎屈曲使神经根下降，同时使它变得更加紧张；伸展时使神经根上升，却使椎间孔缩小。两者都造成神经根缺血。

椎间盘和关节突关节变性所引起的椎间孔狭窄能造成神经后根的损害，它特别容易发生在后根与脊神经节的连接部或神经节本身，而前根很少遭到损害。颈6和颈7神经根受损害最常见，也最严重，它会引起从臂桡侧到手指的疼痛和麻木。因为颈椎中部的活动度最大，成角亦最大，所以椎间盘变性程度也最严重。

头部突然或过度旋转可使1对或多对关节面的活动超过其正常范围，要超出此范围，就要过度牵张关节囊并将韧带拉长，此时关节面之间失去其正常对合关系。产生疼痛的原因是：①关节囊被拉紧和撕裂；②滑膜受撞击而出现关节囊肿胀；③关节突关节肿胀使椎间孔缩小，挤压神经根和其他组织。

5.肌肉

肌肉的疼痛是深在的、模糊的钝痛。Feistien和其同事（1954年）通过实验研究把肌肉痛描述为钻痛和钝痛。抽筋痛和牵涉性肌肉痛也不同于皮节痛，依肌肉的形状和部位而有不同的分布。如三角肌主要依靠哪个头受刺激而有不同的疼痛分布，斜方肌和胸大肌则可产生更局限的疼痛。疼痛可因肌肉缺血而发生。持续性肌肉收缩使代谢性产物聚集于肌肉组织内，并使肌肉的血液供应减少。代谢的最终产物具有刺激性，并在颈紧张状态的颈痛中起一定作用。强力的肌肉收缩与持续性收缩一样，能使肌筋膜的骨膜附着处受到牵拉，引起局部疼痛和压痛。此外，被动地牵拉肌肉或使肌腹主动地收缩都可能产生疼痛。细小肌纤维的撕裂或肌肉内纤维成分的断裂可产生同样的后果。

因为大多数颈部肌肉的末端不是肌腱，而是借助于筋膜组织与骨膜融合附着在骨上，所以颈部疼痛可以发生在骨膜部位。持续的肌肉收缩，如精神紧张或长时间处于不良姿势，都可以使肌肉止点受到持续性牵拉。肌肉的剧烈收缩或韧带受牵张，如意外损伤或头部急速活动，都能强烈牵拉肌肉附着处的骨膜，并使其受到刺激或不同程度的损害，使这些对疼痛敏感的组织产生局部疼痛或收缩。常见部位是颅底枕骨的颈伸肌附着部，这也是引起通常所谓"颅底部紧张性头痛"的部位。肌肉在枕部的附着点是枕上神经穿出和走行的部位，当此神经受到刺激时，能使疼痛传导并放散越过头顶或头皮侧方，到达额部。

6.滑囊

滑囊衬有滑膜。在某些情况下滑囊的滑膜与关节的滑膜连续，其作用是减少两种不同结构之间的运动摩擦，使两种组织间的运动自由进行。皮肤与骨之间、两个肌腱之间、肌腱和韧带之间、肌肉和骨之间、骨与腱膜之间都有滑囊，分别称为皮下滑囊、腱下滑囊、韧带间滑囊、肌肉下滑囊、筋膜下滑囊。像滑膜一样，供应滑囊的血管和神经是丰富的，而且对创伤、炎症和新生物是很敏感的。在靠近或位于可能引起疼痛的其他结构的滑囊部位，有时很难鉴别这种疼痛与关节或肌腱疾患的疼痛，滑囊受累也能引起牵涉痛。Cyriax（1975年）曾观察到1例急性三角肌下滑囊炎，3天后肩部疼痛牵涉腕部。鉴别方法主要靠手法检查所有的受累结构（主动运动和抗阻力运动），不能仅根据疼痛的性质来鉴别。

7.筋膜

筋膜是纤维性组织。浅筋膜是疏松结缔组织，富含脂肪；深筋膜是致密结缔组织。浅筋膜用于促进肌肉之间的运动，并有绝缘的作用，神经血管束行于浅筋膜内，其主干在深筋膜内，位于皮肤和肌肉之间的脂肪在脂膜炎的疼痛综合征中起重要作用。有人认为脂筋膜炎是纤维质炎的一种形式。由于关节功能障碍，产生皮肤和浅筋膜、深筋膜及肌肉间的粘连，在脊柱常常见到这种情况，在髂胫束和风湿性关节炎患者的肌肉上也常常产生脂膜炎〔Zhon.D.A.（1976年）〕。Stodard支持这种意见，他观察到身体其他部位如胫骨内上髁、臀部、三角肌也有弥散性增生和压痛，在骶髂部和臀区可发现包裹性脂肪结节，可触及或有压痛，或有局部疼痛，但与纤维织炎触发点的那种结节性疼痛不同，似乎与Maigne所说的"小室痛"一致，只产生局部痛或压痛〔Maigne，R.（1972年）〕。深筋膜包含致密胶原纤维，非常类似腱膜组织，筋膜、腱膜和肌腱有非常类似的传入神经支配，都经过有关肌肉的神经和邻近的皮神经及深部神经分支〔Stillwell，D.L（1957年），Raston，H.L（1960年）〕。压迫正常的脂肪组织没有疼痛，但压迫脂膜炎累及的组织则感到疼痛。筋膜痛也必须鉴别是发生在浅筋膜还是深筋膜。浅筋膜的疼痛和皮肤痛有同样的特征。分隔邻近肌肉群的深筋膜面产生弥散的钝痛，与肌肉痛相似。

8.皮肤

在全身组织中，皮肤的游离神经末梢密度最大，皮肤和皮下组织由稠密的薄髓鞘神经纤维支配。较小的神经末梢向上至皮肤表面，分布于上皮细胞之间。面部、手和脚的表面是高度敏感的皮肤区，这是皮肤疼痛容易定位的原因。短暂的皮肤刺激（伤害性刺激）产生刺痛感，当刺激延长时就会转变成烧灼痛。这分别是快传导的Aδ纤维和慢传导的C纤维所传导的第一痛和第二痛的特征〔Melzack，R.（1973年），Harnnington-Kiff，J.G.（1974年），Munford，J.M.（1976年），Bosher，D.（1978年）〕。皮肤的伤害刺激不产生牵涉痛，但非伤害性刺激可引起牵涉痛。Sterling（1973年）和Bean（1979年）深入研究了这种现象，并解释了在同侧皮节感到节段外皮肤牵涉痛的例子，认为它不同于刺激深部的疼痛。刺激皮肤产生的牵涉疼痛是锐痛，容易定位，与皮肤的疼痛特征一致。Sterling描述的皮肤牵涉痛不同于内脏的牵涉痛，内脏痛牵涉有关的皮节，他的皮肤牵涉感假说是在脊髓的一种会聚过程和胚胎发育有关的神经系统的错误，或者是某种改变了的冲动模式。有3种不同的皮肤层，每层对刺激产生不同的疼痛。表皮产生痒感和灼痛，真皮产生轻度浅表痛，皮下组织产生钝痛〔Nathan，P.W.（1976年）〕。

二、压痛

压痛在皮神经卡压综合征的临床表现中有非常重要的意义，选准压痛点是明确诊断和有效治疗的前提。一般认为，在人体的肌肉、结缔组织和皮肤中分布有一些过敏区，称为触发点，其特征是压痛，触诊阻力增高，触发点周围过敏并产生牵涉痛。Simons（1976年）认为纤维组织增生、水肿、肌肉黏度基质改变或脂肪浸润、肌纤维收缩、血管充血等可能是可触及的触发点结节的诱发因素。Macdonald（1980年）指出由肌电图决定的α-运动神经元兴奋性增加可以引起可触及的肌肉紧张。Simons和Travell（1981年）提出一种学说来阐明触发点的产生：含有触发点的许多肌肉在静止时没有电活动，他们假定应激物可能破坏肌浆网，导致Ca^{2+}释放，在ATP存在时，游离的Ca^{2+}能激活肌小节的肌动蛋白-肌球蛋白收缩机制。如果这种机制发生在邻近的肌纤维组织，就可能产生可触及的、紧张的纤维带。如果存在这种机制就可以用按摩等治疗方法牵拉缩短的肌小节，以分开重叠的肌动蛋白-肌球蛋白成分，恢复正常的功能，打断疼痛-痉挛-疼痛的循环。他们认为针刺和注射止痛药也可阻断疼痛和反射的通路，破坏疼痛的循环。Mennel（1975年）和Zohn（1976年）认为肌肉触发点是一种活动亢进和易兴奋的肌梭。他们还认为肌腱和关节囊的触发点可能分别代表易兴奋的Golgi腱器官和Ruffini末梢。Simons（1976年）认为，触发点可能是一个占有小肌肉区域的有丰富神经支配的结构，显然这是认为触发点是一种解剖实体。Tarsy（1953年）支持触发点是活动亢进的肌梭和Golgi腱器的概念，他还提供了反对触发点是纤维小结节存在的证据。Cyriax对触发点提出了不同的但令人感兴趣的概念，他认为肌肉局部的敏感点是由于压迫硬膜产生的。窦椎神经支配硬膜前面，并产生节段外牵涉痛。轻度椎间盘突出压迫后纵韧带，刺激硬膜，产生触发点。有人指出触发点可以产生节段外牵涉痛，也能产生节段性牵涉痛［Gunn，C.C.etal，（1977年）］。Cyriax认为触发点不是真正的解剖实体，因为牵拉和推拿可以改变触发点的位置或者使它消失，这仅仅代表了触发点产生的一种病因，即神经和脊髓的复合刺激，但仍然可以认为触发点是一种解剖实体，即当支配触发点的神经纤维受到刺激时就变得敏感，而当刺激缓解时触发点就消失。如果刺激转变到另一个节段，则不同的触发点就变得敏感。到目前为止，对触发点现象还没有统一的意见。但临床上触发点是存在的，并且是非常常见的。为了进一步区别外来刺激的痛点和自身敏感的痛点，我们引入压痛点和激痛点的概念。

压痛点：是由原发病灶接受物理、化学因素刺激而产生的痛觉信号，当受到外力压迫时，使原来的刺激量增加而产生更为显著的定位疼痛感觉，即是压痛点，与较表浅的筋膜炎或深部损伤部位相符合。压痛较集中、固定、明显。如肌筋膜炎、骨折、脱位、肌腱劳损等均有较局限的压痛点，用局部麻醉的方法可以立即止痛。

激痛点：是指来自肌筋膜痛的敏感反应点，可诱发整块肌肉痛，并扩散到周围或远离部位的激惹感应痛。激痛点的形式，起初是神经肌肉功能失调，继之出现组织营养不良，局部代谢增加，而血流却相对减少，结果在肌肉中产生不能控制的代谢区，代谢产物中的神经激活物质（组胺、5-羟色胺、激肽、前列腺素等）使血管严重收缩。这些局部反应，通过中枢或交感神经的反射作用使肌肉束紧张，并出现感应痛。激痛点可使肌肉痉挛发硬，但肌营养不受影响，因而无肌萎缩。此点与根性神经痛不同，后者虽也有压痛，但多有肌萎缩。局部封闭可扩张血管，冲淡积存的代谢产物，阻断疼痛传导，加之缓缓牵拉紧张肌肉，常能缓解疼痛。

在分析压痛点的性质时，还应注意以下几个问题。

（一）快痛与慢痛

1.快痛

快痛亦称初痛，随刺激过后消失，性质为尖锐的刺痛。快痛由Aδ纤维经脊视丘束传递，定位清楚。

2.慢痛

慢痛亦称次痛，在刺激过后5~10s时才被感觉到。痛为烧灼性，强烈而难忍。主要由C类纤维及网状结构传递，扩散范围广。定位不准确，持续时间久，常伴有情绪反应及心血管和呼吸方面的变化。

（二）原发痛与续发痛

1.原发病

组织中的神经末梢直接受到伤害刺激所产生的疼痛为原发痛，其中肌肉、韧带产生疼痛较常见。疼痛由急性损伤引起者，常表现为锐痛或剧痛；因肌肉痉挛、酸性物质积聚引起者，常表现为温暖时轻、受寒后加重。

2.续发痛

因病变侵犯神经根或神经干的传入纤维产生的疼痛称为续发痛。痛常表现在神经末梢分布区或神经干的走行路线。如坐骨神经受刺激时，表现为小腿、足部及大腿后痛。

（三）放射痛与牵涉痛

1.放射痛

放射痛是一种典型神经痛。神经纤维受到疾病或外伤激惹，可引起感觉与运动的传导障碍。由于神经传导具有双向性，刺激神经纤维的任何一点产生的冲动可沿神经纤维长轴向近心及远心两端同时传导，可出现1根或多根神经分布区的疼痛。根性痛对疾病定位具有诊断意义，疼痛区域提示相应节段病灶发生的部位。放射痛不会因为在放射痛区注射局部麻醉剂而减轻。

2.牵涉痛

因内脏疾病引起身体体表部位的疼痛或痛觉过敏，称为牵涉痛。发生牵涉痛的原因还不清楚。目前存在以下几种说法：①一般认为是体表某部位与患病部位的传入神经纤维在脊髓的同一节段，内脏和皮肤的第一级传入神经元在同一脊髓背角传给第二级神经元上达丘脑和皮质，而皮质习惯于皮肤刺激，因而将内脏刺激误认为皮肤刺激。②有人认为是内脏的过度刺激在脊髓背角处同样兴奋了与体表有关的后角细胞群。③有人认为是进入脊髓的内脏传入神经C类纤维可使二级神经元的突触开放，以致到达该处的体表神经A类纤维容易通过，使同节段刺激降低，形成过敏区。如心肌缺血时有心前区、左肩及上臂内侧痛；胆囊病变时出现右肩及肩胛区疼痛；颈椎5~6病变时，除上肢根性痛外，也有颈肩及肩胛区痛。

放射痛与牵涉痛的区别见表3-1。

表3-1　放射痛与牵涉痛的区别

	放射痛	牵涉痛
原发损伤区	原发于神经根受损	继发于内脏器官或软组织或根性痛
传导路径	神经前支感觉纤维	后原支、窦椎神经、交感神经灰交通支
疼痛部位	该神经前支远端，手或手指，定位清楚	肩、背、胸部，定位模糊
疼痛性质	锐痛、放电样	钝痛、酸痛、麻木痛
感觉改变	常伴同皮节皮肤感觉改变	常无客观改变
肌力改变	神经支配区肌张力低，无力萎缩	无改变
反射改变	神经支配肌腱反射降低或消失	无
神经牵拉痛	臂丛牵拉试验阳性	无

三、感觉异常

人体感觉包括触觉、痛觉、温度觉、振动觉、深部位置觉及两点间辨别觉等。皮神经卡压综合征的患者临床常见感觉异常改变，如感觉过敏、感觉减退、感觉缺失。其特点是范围较小，界限模糊，定位往往在一个皮节的范围之内。有时感觉障碍在个皮节的范围但无运动障碍。

对于感觉功能的检查，临床常用英国医学研究会（BMKC）1954年提出的感觉功能评定标准。

S0：神经支配区域感觉完全丧失。

S1：深部痛觉存在。

S2：表浅痛觉和触觉一定程度上存在。

S+2：浅痛触觉存在但有感觉过敏。

S3：浅痛触觉存在。

S+3：除S3外，有两点辨别觉（7~11mm）。

S4：感觉正常，两点辨别觉小于6mm，实体觉存在。

在临床检查时，不但要注意感觉阈值的改变和神经末梢支配密度的改变，还要注意检查部位浅、深感觉神经的来源，如隐神经支配小腿内侧至内踝处皮肤感觉，但其深部肌肉的感觉支却来自胫神经。根据其发生的范围和性质，做出对皮神经感觉障碍的判断。同时，须与下列情况鉴别。

1.神经末梢病变

由中毒或感染等原因引发的多发性神经炎，感觉障碍常发生在肢体远端部分，呈手套或袜套式分布，运动和营养功能同时受损。这类患者多有明确的发病史，实验室检查多有阳性发现。

2.神经干病变

皮肤障碍区与受损的神经分布区相同，定位比较明确。同时伴有该神经支配的相应肌肉的运动功能障碍，并有很多特征及临床体征，如桡神经损伤后虎口部感觉丧失及垂腕畸形，腓总神经损伤导致的垂足畸形等。肌电图检查对神经性病变有特异性诊断价值。

3.后根病变

脊神经后根的损伤产生各种感觉缺失或减退，并常伴发疼痛，受损区呈节段性分布。

4.后角病变

脊髓后角损害产生节段性痛、温觉障碍，因深感觉纤维绕过后角直接进入后索，所以肌腱、关节感觉和触觉依然存在（分离性感觉障碍）；后角损伤时，疼痛不如后根损伤那样明显。

5.传导束病变

脊髓中感觉传导束受损后，所产生的感觉障碍是损伤平面以下的感觉丧失或减退，与后角和后根的节段性分布不同。

四、肌肉紧张

当感受疼痛的游离神经末梢受到伤害性刺激，可反射性地引起相应肌肉的急剧或持续收缩，即所谓的保护性反射。疼痛和压痛发生在肌腹内。肌肉收缩造成肌肉内压增高，肌肉等长收缩比等张收缩肌内压增高更为明显。研究发现，肌肉的强力等长收缩引起肌肉内的小血管萎缩和肌纤维撕裂。如由损伤导致的颈肩部所有肌肉同时急剧收缩，能引起伴有肌肉撕裂或无肌肉撕裂的肌内压过度增高，结果产生一种慢性变化，引起痛性肌炎。皮神经卡压后局部疼痛引起的肌紧张是一种慢性反射性肌紧张。是患者在"不知不觉"的过程中形成的。它的特点是局部几块肌肉同时发生紧张，尤其是维持姿势的羽状肌、半羽状肌和扇形肌。这与急剧肌肉收缩造成的肌肉拉伤迥然不同。

当肢体处于静力状态时，持续性肌肉收缩会导致紧张性肌炎。等长收缩时，所有参与动作的肌肉同时收缩。不论肌紧张的原因是精神紧张，还是由于不良姿势，疼痛的原因是缺血，肌肉收缩时，肌内压增高，血管被压缩并阻断肌肉的血循环，而收缩的肌肉还在做功，代谢产物堆积，组织缺血、缺氧，产生疼痛。

众所周知，剧烈的肌肉锻炼能使肌肉疼痛，停止锻炼后，疼痛可持续数小时甚至数日。实验证明，肌肉强力收缩时，用高灵敏度的肌电图仪能描绘出"疲劳曲线"，曲线显示最大的自由收缩波幅减低，肌纤维不能松弛。后一现象据认为系肌肉细胞处于兴奋或应激状态之故。肌肉一旦全部收缩，自动的松弛便不能发生，因而肌肉处于持续收缩状态，使肌肉高压不能缓解。这种不间断的压力使肌肉缺血加重，进一步产生代谢产物，后者进一步引起刺激，并进一步促进肌肉收缩，形成恶性循环。

痛性痉挛是肌肉收缩的一种形式，由一个运动单元和附近其他运动单元同时放电引起，由脊髓兴奋引起的可能性要大于周围神经。持续拉紧受累的肌肉达到其最大长度，并维持2分钟以上，就能使疼痛减轻或消失。这是肌腱感受器（高尔基腱器）被拉长而产生中枢性反射，从而解除肌梭细胞的"负荷"，并使肌纤维松弛。

肌肉收缩、舒张需要氧和血液清除其代谢产物，然而持续肌肉收缩反而切断了其自身的血供。在生理状态下，每一收缩期后必须有一个舒张期。在舒张期血流经开放的毛细血管带进新鲜氧，并清除聚积的代谢产物。交替的收缩和舒张能使肌肉活动无疼痛且不致疲劳，而持续不间断的肌肉收缩打破了这种正常循环，肌肉内氧化不全和代谢产物堆积，最终导致缺血性肌痛。

缺血性肌痛的原因不仅是缺血，刺激性的代谢产物，如H^+、K^+和乳酸聚积也能致痛。组织缺氧和代谢产物淤积的联合作用使组织发生炎症，最终将导致肌肉和邻近组织的纤维化反应，从而形成一种疼痛和功能障碍的循环。

五、其他

在长时间的皮神经卡压的病例中，临床表现出一些特殊的症状和体征，有助于诊断和鉴别。

1.痛性结节

痛性结节在皮神经卡压综合征患者中的发生率特别高。仔细的触诊可以辨别出其所处的解剖层次多在深筋膜层。结节质地柔软，表面光滑，活动度好，与周围组织界限清楚，轻柔地按压3~5分钟可自行消散或使其体积缩小。产生的原因目前尚不清楚，可能为增生肥厚的筋膜与其下方紧张痉挛的肌肉的复合体。

2.条索状包块

条索状包块是皮神经卡压综合征患者的另一个特殊体征。其解剖层次也多位于深筋膜层。四肢关节的骨突部位多见。包块的表面比较光滑，活动度好，与周围组织界限清楚，有明显的压痛，有时向远、近端放散痛。其性质为增生的纤维结缔组织。在关节周围需注意与肌腱及韧带区别。

3.放散痛

放散痛是皮节之间对疼痛的交叉感觉产生的。其特点是以压痛点为中心，疼痛向周围放散。尤其在四肢，放散的范围有时很远，容易与放射痛混淆，只是放散痛并不累及运动神经，所以肢体的主动运动和被动运动不受影响。通过仔细的物理检查，如神经干的牵拉或张力试验，可以准确鉴别。

第三节　皮神经卡压综合征的诊断与鉴别诊断

皮神经卡压综合征的正确诊断是有效治疗的前提。在详尽地了解患者的病史及治疗过程后，尤其要注意根据掌握的临床症状和体征，联系其病因、病理机制，从皮神经卡压综合征的共同特点入手，结合一些具有特异性意义的检查手段，从中枢到周围神经，逐级排除其他神经系统疾患，最后做出正确的临床诊断。

一、诊断依据及诊断标准

（一）诊断依据

皮神经卡压综合征的共同特点可概括为以下几个方面。

1.临床表现主要取决于受压神经的性质和部位

若属感觉神经受压，则出现其分布区的感觉障碍，如股外侧皮神经卡压综合征；运动神经受压，则引起此神经支配的肌肉麻痹，如腕部尺神经深支嵌压症；若为混合神经受压，则表现为其感觉和运动功能障碍，如腕管综合征。

再者，同一神经受压的平面不同，表现也有所区别。如正中神经在腕部受压，拇指和食指末节的屈曲功能正常；而在肘部或肘部以下受压，则拇指和食指的末节不能屈曲。

总之，临床所呈现的神经功能障碍，局限在此神经自受压处起所支配的范围内。据此，常有助于皮神经卡压综合征的诊断和鉴别诊断。

2.皮神经卡压处常有疼痛

特点是自发痛、休息痛，夜间尤甚，并可沿神经向远、近端放射，若出现向肢体近端放射性痛，需注意和神经根病鉴别。

3.神经干叩击试验（Tinel征）常呈阳性

Tinel征阳性是指轻叩神经干，在其远端分布区出现感觉异常及沿此神经走行的窜痛感和麻痛。通常根据Tinel征阳性的部位，可大致估计出皮神经卡压的位置。

4.电生理改变

神经受压局部和其远端的神经传导速度常减慢，且以受压局部的神经传导速度减慢为最明显，而其近端的神经传导速度大多仍在正常范围。若神经持续受压较重，轴索发生变性，则肌电图呈神经源性损害，其范围仅限于神经受压局部和其以下所支配的肌肉。神经传导速度测定和肌电图检查对卡压性神经病的诊断有重要价值，若采用近神经顺向性感觉传导速度测定的方法，能使神经传导速度测定结果的准确性进一步提高。

5.神经受压部位采用激素局部封闭常有效

此疗法兼有一定的诊断意义。

总之，若周围神经病变具有上述特点，定位又是在易发生卡压的部位，即可考虑是皮神经卡压综合征。根据临床表现、神经传导速度测定和肌电图等辅助检查，再进一步确定是哪条神经受压以及神经受压的部位。例如患者主诉肘内侧疼痛，并由尺神经向远、近端放射，小指麻木和手活动无力，体征仅局限在肘部尺神经所支配的范围，以及肘内侧尺神经沟处Tinel征阳性，据此应考虑是尺神经卡压综合征，且受压的平面是在肘部。若肘关节摄片示肘关节病，尺神经通过肘部的神经传导速度减慢，则可进一步支持诊断。肘部又是尺神经最易受压的部位，因此肘管综合征的诊断即能确立，并可与脊髓前角疾患等相鉴别。

（二）诊断标准

综上所述，对皮神经卡压综合征提出以下诊断标准。

（1）长期慢性局部疼痛或感觉异常。

（2）明确的局部压痛点。

（3）触诊可及皮下结节或条索样包块。

（4）局部肌肉紧张但不影响躯体运动。

（5）除外其他神经系统疾病。

二、临床常用的检查方法

（一）触诊

触诊是皮神经卡压综合征最常用的检查方法。在触诊检查时，首先应注意由表及里，分清解剖层次。皮肤、皮下脂肪、筋膜、肌肉、韧带、关节囊、滑囊，由浅入深，由轻到重，逐层触诊分析，在进行触诊检查时可用单拇指，也可用双拇指检查法。

皮神经卡压综合征患者，最常见的阳性体重是皮下的痛性结节和条索状包块。在触摸到痛性结节时应注意结节的大小，质地的软硬，表面是否光滑，活动度怎样，与周围组织是否有粘连。尤其应注意与体表的炎性淋巴结相鉴别。在触诊条索状包块时，亦应注意其质地的软硬，表面是否光滑，与周围组织有否粘连，有压痛的同时是否伴有放射痛。最后一点对于鉴别皮神经干卡压造成的放射痛与皮神经末梢刺激产生的皮节反应痛有重要价值。

（二）叩诊

叩诊在周围神经损伤和修复的临床检查方面具有特殊的应用价值。通过叩诊可以进一步明确病变的部位是表浅的还是深在的，病变的范围是局部的还是广泛的。临床常用的叩诊方法为神经干叩击试验即Tinel试验。该试验虽原为检查神经损伤恢复平面的，但也适用于皮神经卡压部位的检测。检查者用叩诊锤或示、中指从病变肢体的远端沿神经干走行的方向逐渐向近端叩击。如由近端向远端叩击，可能Tinel征要向远端延伸4~6cm或更远，这是由于之后的麻痛觉被神经再生远端的皮肤振荡所激发，是不准确的。当患者感觉有蚁行感或窜痛感时，Tinel试验为阳性，但要准确发现卡压的部位，应反复沿怀疑被卡压的神经干远端向近端叩击，再从近端向远端叩击，直至找到Tinel征最明显处。

（三）其他辅助检查

1.体感诱发电位

体感诱发电位是躯体感觉诱发电位（SEP）的简称，其生理性诱发电位及传导路径的表现形式为：感受器电位→周围神经动作电位→突触后电位→传导束电位。从感受器受刺激转换成神经冲动之后，至少要经三级神经纤维传导，两次突触传递才能达到一级躯体感觉皮质。对皮神经卡压综合征的诊断有参考价值的是节段性体感诱发电位，它有3种不同的刺激方法，即皮节、皮神经干和运动点刺激法。皮神经干与皮节刺激有所不同，皮节是指每一脊神经后根感觉纤维的皮肤分布区，在肢体、皮节与皮神经干的关系是皮节的传入纤维包含在皮神经干中，并有一条相应的脊神经根。皮神经干可有1~2条相应的脊神经。皮节刺激法的优点是方法简单、无创伤；缺点是皮节的终末感觉纤维数量少，且多数不同类型纤维传导速度不同，兴奋后产生的神经冲动较弱，不完全同步，结果使节段性SEP难以检出或检出后波形欠清晰。皮神经干刺激法可引起较强的同步性神经冲动，所诱发的节段性SEP图像较皮节法清晰，其一级体感皮质原发反应潜伏期较相同部位混合神经的一级体感皮质原发反应潜伏期略长，上肢长1~3ms，下肢长2~7ms，这与皮神经纤维周径较细有关。刺激皮神经检测节段性SEP，同时记录感觉神经动作电位（SNAP）和脊髓诱发电位，对根、丛和脊髓病变的发现和定位有独特的优越性。这种检测节段性感觉功能法与用M波和F波检测节段性运动功能有类似之处，不足的是皮神经多涉及2个神经根，有时刺激点准确定位较难。

2.肌电图

意大利解剖学家L.Galvani于1791年用铜钩将刚处死的青蛙腿固定，然后将铜钩挂于铁环上，由于引发电流，蛙腿出现抽动。经过仔细观察，首次报告了神经的电传导特性。Humboldt在1795年用电流刺激使肩部肌肉收缩，据此认为神经结构完整是完成肌肉收缩的基础。

1827年，Nobili首先记录到肌电变化。自20世纪40年代发明了肌电检查装置后，肌电检查在临床上得到应用，成为神经肌肉疾病辅助诊断的主要工具：肌电图在周围神经卡压综合征的诊断中具有重要的辅助诊断价值。卡压引起神经脱髓鞘改变，使神经传导受阻，这一病理变化往往出现于神经退行性改变之前，所以传导异常改变是神经卡压综合征诊断的一项重要指标。

卡压引起的感觉改变出现较早，感觉神经动作电位（SNAP）波幅变化对神经卡压早期诊断比较敏感。复合肌肉动作电位（CMAP）和神经传导速度对推测周围神经病变也很重要，CMAP的波幅变化可用于判断轴突受损的程度。CMAP波幅减小反映出轴突退行性变的状况。对CMAP进行双侧对比检查可使结果更为可靠。传导阻滞反映局部传导的变化，此时远端神经CMAP出现异常，波幅降低。检查时应在近卡压点多个部位进行刺激，以便对传导减慢点进行定位。

三、鉴别诊断

1.神经干卡压

神经干由传入和传出神经纤维组成（即感觉和运动神经纤维），一旦发生卡压，不仅表现为感觉障碍、感觉异常或感觉减退等感觉神经的病变，还有相应的运动功能障碍的表现，如肌力减退、关节活动受限或某些动作受限。临床检查时可以发现病变位置较深，多位于肌间隙且被深筋膜所覆盖。一些特殊的神经干牵拉或压迫试验为阳性。

2.神经根病变

神经根的病变部位比较局限，有比较典型的神经节段性定位表现。一般的临床神经定位检查多可确定诊断，目前的CT和MRI技术使其鉴别诊断更加简单。

3.急性多发性神经根炎

急性多发性神经根炎又称Guillain-Barre综合征。其神经系统病变范围弥散而广泛，主要病变是在脊神经根和脊神经，常累及脑神经，有时也侵犯脊膜、脊髓，甚至脑部。临床表现为急性、对称性、弛缓性肢体瘫痪和周围性感觉障碍。脑脊液中常有蛋白增高而细胞正常。病情严重者可使呼吸肌麻痹而危及患者生命。

4.周围神经炎

周围神经炎系指由于中毒、感染后或变态反应引起的周围神经病变，表现为多发性或单一性的周围神经麻痹，对称性或非对称性的肢体运动、感觉和自主神经障碍的疾病。任何年龄均可发病，但以青壮年略多，性别无差异。

5.脊髓空洞症

脊髓空洞症是一种进展缓慢的脊髓退行性病变，其病理特征是髓内有空洞形成及胶质增生；临床主要症状是受损节段的分离性感觉障碍，下肢运动神经元障碍以及长传导束功能障碍与营养障碍，一般在成年期发病。

6.椎管狭窄性脊髓及脊神经根病变

这是一组慢性进行性脊髓及脊神经根疾病。主要由于椎管狭窄引起脊髓及脊神经根的慢性压迫，使之发生退行性变性，并出现相应的神经功能障碍，由于椎管继发性狭窄而导致的病变较多，其中主要有：①颈椎骨关节肥大性脊髓病；②腰椎骨关节肥大性马尾病，引起马尾性间歇性跛行；③椎间盘突出症；④其他少见的、足以引起椎管继发性狭窄的病变，包括畸形性骨炎、椎骨的纤维结构不良、软骨发育不全、慢性氟中毒症等。近年来CT和MRI技术的发展，使其诊断更加明确。

7.骨关节炎

骨关节炎为中年以后发病的慢性进行性关节病，其特征为软骨退行性变性及关节边缘的骨质增生和关节面硬化。这是机体对关节面承受压力的能力减退的一种代偿性反应，初期为单发，至晚期可为多发。活动多及负重大的关节较常患病。本病的关节边缘骨质增生常可导致皮神经卡压，是铍针治疗的适应证。X线平片对本病有确诊价值。

8.皮肌炎

皮肌炎又称多发性肌炎，主要侵犯肌肉与皮肤。临床主要表现为肌痛、无力以及皮肤发生实质性水肿和淡紫红色斑，并可伴有不规则发热、关节疼痛与体重减轻。起病前往往有指端动脉痉挛现象，间歇性指端苍白、青紫及疼痛。肌炎及退行性变性为本病主要病变。

9.骨软骨炎

骨软骨炎又称骨骺炎，是各种化骨中心在生成期发生的疾病，发病原因一般认为与生长期受伤有关。骨骺由于血液供应中断而引起坏死，此后坏死骨逐渐被吸收而形成新骨，直至骨完全修复。临床上患者表现为局部钝痛、压痛，但位置较深，可与皮神经卡压综合征相鉴别。在病程中，如诊治不当，则可残留骨的形状异常，晚期可能引起骨性关节炎。此病发生于生长发育期的儿童和少年，是与皮神经卡压综合征进行鉴别的要点。

10.类风湿关节炎

类风湿关节炎为一种病因尚未确定的慢性全身性进行性关节疾患，属于一种结缔组织病。其特征为多发性关节炎，且时有间歇期反复发作的交替现象。好发年龄为16~70岁，20~55岁多发，女性多于男性。初起表现为局部酸痛，晨起自觉有关节僵硬感，关节轻度肿胀，间有红、热、积水等现象。此后，其肿胀的关节部位逐渐变为梭形，并迅速出现运动限制及肌肉萎缩；在关节附近的伸侧和骨突起处有时出现皮下结节，可活动，有时直接附着于肌腱。在病变活动期，患者血沉显著增快，第1小时血沉可达100mm以上。类风湿因子试验阳性。早期，X线显示关节肿胀，间隙可变窄，骨质萎缩；至晚期，关节面不规则，间隙狭窄或消失，最后发生骨性融合，在关节囊和韧带处可见钙化或骨化。X线平片对本病诊断有重要的参考价值。

11.结节性多发性动脉炎

此病的特点为全身多个器官或系统的中、小动脉发生节段性的炎性变化。病因可能是一种变态反应。男女发病率之比为4∶1，可发生于任何年龄。临床症状复杂多样，皮损以沿小动脉分布、呈黄豆大皮下结节者为多见。此种结节有疼痛及压痛，可自由移动或与皮肤粘连，在结节的中心可发生坏死，形成溃疡。患者常有不规则发热、多汗、乏力、肌肉及关节痛或神经痛。一般呈缓解期与加剧期交替，可持续多年。实验室检查白细胞常明显增多，尤以中性粒细胞为多。嗜酸性粒细胞亦有增多现象。血沉增快，尿检可发现蛋白、红细胞及管型细胞。结合全身症状及实验室检查结果，此病的皮下结节疼痛和压痛不难与皮神经卡压综合征的压痛性结节相鉴别。

12.痛风结节

此病为先天性核酸代谢异常的疾病，可使尿酸在体内潴留过多，从而引起上、下肢及耳廓部痛风结节的形成，其结石大小不一，血清尿酸增多，巨大的痛风结石可见于大关节附近的皮下，在下肢发生者有时可与风湿性结节的分布相似，普通的痛风结石以蹭趾部位多见，有时可出现继发性溃疡，发作时局部皮肤发红、肿胀、发紧、发亮，自觉痛和压痛明显，骨质可呈穿凿性病变。

13.滑囊炎

滑囊炎分深层及浅层两类。深层滑囊炎介于骨隆起与肌肉或肌腱之间，常见于肩峰下、坐骨结节、大粗隆及跟腱等处。浅层者介于骨隆起与皮肤之间，最常见于尺骨鹰嘴、髌前、第1跖骨头及跟部。滑囊炎可单独由于摩擦而引起，或由于细菌感染所致，亦可与类风湿关节炎或痛风并发。

14.腱鞘炎

此病可独立发病，或与不同类型的关节炎并存，多见于手及前臂。常见的有外伤性及感染性两类，后者又分为急性化脓性及结核性两种。发生病变的腱鞘疼痛、肿胀、压痛及手指功能障碍。感染性腱鞘炎呈广泛性肿胀。外伤性腱鞘炎多由于腕部或手指长期过度活动所致，又分为急性及狭窄性两种。急性者发病急，多位于前臂的拇伸及腕伸肌腱处，肌腱活动时可触及捻发或轧砾样感觉，故又称轧砾性或捻发性腱鞘炎。狭窄性者发病慢，常见的有桡骨茎突狭窄性腱鞘炎和屈指肌腱狭窄性腱鞘炎。

15.风湿性结节

有时在风湿性关节炎患者的髌腱、外踝及足部可见到特殊的结节。此病是一种与溶血性链球菌感染有关的变态反应性全身性炎性疾病。除风湿性结节外，还有风湿热、关节炎、心肌炎、环形红斑等临床表现。

第四节　皮神经卡压综合征的治疗方法

皮神经卡压综合征治疗的关键在于减张、减压。减张、减压的机制，有生物物理的，也有生物化学的。古老的民间传统治疗疼痛的方法如刮痧和拔罐，其之所以能解决问题，物理减压也是一个重要的因素。由于造成皮神经卡压的病因是复杂的，局部的病理改变也不是单一的，对它的治疗也绝非一方一法就能奏效的，所以，审证求因、辨证施治是治疗皮神经卡压综合征的基本原则。在方法的选择上，我们主张能用物理疗法的则不用药物疗法，能用非侵入疗法的则不用侵入疗法，能用有限侵入疗法的则不用手术切开疗法。

关于皮神经卡压综合征的治疗方法，目前临床上大致可以分为保守疗法、手术疗法和保守手术疗法三大类。

一、保守疗法

保守疗法的特点是非侵入、使用安全，且疗程相对较长。只要患者的条件允许，乐于接受，不失为皮神经卡压综合征的首选疗法。

（一）神经阻滞疗法

直接在末梢的神经干、神经丛、脑脊神经根、交感神经节等神经组织内或附近注入药物或给予物理刺激而阻断神经功能传导称为神经阻滞。神经阻滞包括化学性阻滞和物理性阻滞两种。化学性神经阻滞主要采用局部麻醉药物阻断神经功能传导，多用于术中镇痛及疼痛的治疗，俗称封闭疗法。使用常规的局部麻醉药物进行的神经阻滞是可逆性的，随着药物作用的消失，局部已被阻断的神经传导功能又逐渐恢复，但为了一定的治疗目的而使用高浓度的局部麻醉药物或神经破坏药物进行的神经阻滞，可较长时间甚至永久性地（不可逆性地）阻断神经功能传导。另外，临床使用加热、加压、冷却等物理手段阻断神经功能传导，称为物理性神经阻滞。神经阻滞疗法可以阻断痛觉的神经传导通路，阻止疼痛的恶性循环。交感神经纤维及交感神经节阻滞可有效地改善因末梢血液循环不良引起的疼痛，同时也有一定的抗感染作用。神经阻滞疗法具有镇痛效果可靠、治疗范围及时效可选择性强、不良反应小、疗效和操作技巧关系密切等特点，对皮神经卡压综合征的诊断及治疗有重要价值。在神经阻滞疗法的实施过程中，医生必须熟悉神经阻滞区域的有关局部解剖关系和体表标志，准确掌握操作技术，严格操作规程。皮神经卡压综合征患者的病变部位相对较浅，操作也比较简便、安全。另外，与神经阻滞疗法相似的枝川注射疗法也比较适用于治疗皮神经卡压综合征。枝川注射疗法由日本学者枝川直义创建，首先通过对患者的望诊、问诊及指压诊法检查患者体表的肌硬结，然后用低浓度的皮质激素类药物生理盐水溶液注射到患者体表的肌硬结及相应的穴位上，以解除或减轻患者的各种症状。他认为人体的体壁肌肉组织和运动内脏的平滑肌都来自中胚层，脏器与肌肉完全是兄弟关系。在其邻近的外胚层产生神经组织，它分支后跟随肌组织延伸，神经和肌肉的这种关系终生不变。临床常见的肌硬结实质是一种肌肉内脏的应激反应，经枝川注射治疗后可以缩小或消失。一般应用的枝川注射液用10mL的生理盐水中加入0.3mg地塞米松。注射前常规消毒皮肤，注射进针时针头要与肌纤维平行，与皮肤表面小于45°角斜行刺入，要注意勿损伤血管、神经、胸膜。注射时应注意不要只向一个方向注射，要求将药液充分浸润到肌硬结周围，即在同一进针部位向3个方向注射约1mL溶液。如有两处进针，其距离应间隔1~2cm。注射后穿刺部位用无菌纱布覆盖24小时，每周注射1~2次。

（二）经皮神经（穴位）电刺激疗法

对神经系统的各个水平进行电刺激，能通过对内源性神经调控系统的相互作用机制，最后产生镇痛效果。这种经皮神经刺激技术的理论和实践的根据是Melzack的脊髓闸门控制学说和我国针刺麻醉的数百万临床病例，尤其对皮神经卡压综合征的疼痛，本法有较好的疗效。它既能减少患者对镇痛类药物的依赖性，又能避免损伤性手术的后遗症。根据病变部位的不同，可以选择不同的刺激方法和参数。常用的治疗方法有以下3种。

1.经皮神经电刺激疗法（TENS）

经皮神经电刺激疗法是采用电脉冲波刺激仪，通过置于身体相应部位皮肤上的双电极，使低压电流透过皮肤对机体粗神经末梢进行温和的刺激，以达到提高痛阈、缓解疼痛的一种方法。它的基本结构包括直交流电脉冲发生器，各种参数，波幅，频率，电流，电压调节转换钮及开关等。使用时把两个电极平行贴在皮肤表面，使电脉冲波通过电极刺激外周神经纤维达到治疗效果。电极放置的基本原则是依据神经走行，选择支配疼痛区域的神经末梢（神经干、神经丛）或痛点附近为刺激部位。刺激时间一般为20~30分钟。

2.经皮穴位电刺激疗法（SSP）

经皮穴位电刺激疗法是通过锥形金属电极将特定的电脉冲波透过皮肤刺激皮下相应的穴位，以提高机体痛阈，缓解疼痛。其结构与经皮神经电刺激仪基本相同，但其金属电极较前者有很大改进。它避免了其他电极容易出现的接触不良的缺陷，当启动SSP仪后，电极可产生热量使所刺激的穴位局部皮肤温度升高，促进局部毛细血管的血流量增加，皮肤电阻降低，电流量增大，从而提高疼痛阈值。SSP仪的操作方法与TENS仪基本相同，但有两点区别。①刺激部位的选择。SSP是经皮刺激位于皮下的穴位，选择穴位的依据有两种，一种是根据中医的经络和脏腑学说，循经辨证取穴；一种是依据"以痛为腧"，选择刺激部位，即选用阿是穴（痛点）。②刺激参数的选择：SSP与TENS的区别点主要在于刺激参数的不同。TENS主要采用高频刺激，SSP则主要采用低频（1~30Hz）刺激；TENS只刺激痛点，SSP则强调刺激穴位，刺激时间为10~30分钟。

3.韩氏经皮穴位神经刺激疗法（HANS）

韩济生教授在研究针刺止痛的机制时发现，针刺能够激活机体自身的镇痛系统以产生明显的镇痛效应。在各项因素中，刺激频率是最重要的。应用低频率电脉冲刺激可使中枢神经系统中内啡肽（End）和脑啡肽（Enk）的含量增高，释放增多；而高频率刺激时则使脊髓中强啡肽（Dyn）的含量增高，释放增多。根据这一基础理论，韩氏设计研制了一种高性能的刺激仪，称为韩氏经皮穴位神经刺激仪。其结构与临床应用均不同于TENS和SSP。对颈肩痛、腰背痛及软组织疼痛尤其适用。

（三）物理疗法

可分为自然物理疗法和人工物理疗法两大类。物理疗法目前被认为是治疗慢性软组织损伤的重要方法，特别是物理治疗学家强调多种物理因子的综合治疗，有其特别的重要性。他们认为："创伤治疗的经验证明，要圆满完成创伤救治与功能恢复的任务，绝非单一的手术或药物治疗所能达到的，还必须综合应用物理治疗和功能恢复疗法。例如，创伤后瘢痕增生、瘢痕粘连、瘢痕挛缩等所致的功能障碍，目前尚无满意的手术与药物治疗方法，而合理地应用热疗法、音频电疗法和竹红菌甲素光化疗法，就能缓解。"通过各种疗法的镇痛效应、热效应、磁效应以及机械效应，可以改善局部血液循环与营养，解除肌肉痉挛，促进炎症与水肿的吸收，有利于神经组织结构恢复，加速神经的再生过程。

1.自然物理疗法

利用大自然的物理能源，如日光疗法、大气疗法、气候疗法、海水疗法和温泉疗法等。

2.人工物理疗法

包括电疗法、磁疗法、光线疗法、超声波疗法、水疗法、温热疗法、放射线疗法及运动疗法等。

（四）激光疗法

1.作用机制

激光疗法是利用物质受激光辐射所产生的光能来治疗疾病。常用的为氦-氖激光器和二氧化碳激光器。它通过下列生物学效应来达到治疗作用：①光化学效应。激光对组织分子有一定的激活作用，被激活的分子本身可以离解，形成一系列的生物效应物质，进而影响机体的代谢状态、蛋白质的合成及酶的活性。②电磁场效应。激光的本质就是电磁波，在其传导路线上的电磁场有很明显的生物学效应。③热效应。激光进入组织后，光能被组织吸收，并被转换成热能，以点状热的方式发挥治疗作用。④压力效应。高能量的激光可产生很强的辐射压力，对软组织有很好的治疗作用。

临床适用于治疗皮神经卡压综合征的激光器是小功率激光，其作用如下：①抗感染作用。小功率激光能刺激机体产生较强的免疫功能。例如，体液杀菌能力增强，细菌吞噬指数升高，免疫球蛋白IgG、IgM增加，肾上腺皮质系统功能加强，淋巴细胞的转化能力提高等。②促进组织再生作用。氦-氖激光可促进胶原纤维及毛细血管的再生能力加强。③对机体的调节作用。小功率氦-氖激光可加强甲状腺、肾上腺的功能，因而可促进体内的代谢过程。对外周血液及凝血系统有调整作用。④止痛作用。在疼痛的发生中，化学介质有重要作用。细胞破坏释放的化学介质达到一定浓度后，均可引起疼痛。激光可促进局部血液淋巴循环，降低致痛物质的浓度，改善渗透压，使组织水肿减轻或消退。这些改变可以直接减轻神经末梢的化学性及机械性刺激，从而达到止痛的目的。

2.治疗方式

激光治疗皮神经卡压综合征的疼痛效果较好，常用的治疗方式有散光照射和穴位光针治疗两种。①散光照射。用激光器的原光束或散焦后的光束多次照射病变部位，常用的激光器是氦-氖及小功率的二氧化氮激光器。其优点是不损害皮肤，无痛苦，有抗感染、消肿、止痛、止痒、抑制渗出、调节神经状态、恢复血管功能、抑制变态反应、刺激结缔组织生长等作用。②穴位光针治疗。用激光器的原光束或散焦后的光束在经络穴位上照射，多用氦-氖、氦-镉激光器。其优点是不损害皮肤，无痛苦，方法简单，比较安全，效果良好。

（五）推拿按摩疗法

推拿按摩疗法实际上也是物理疗法的一种，中国传统的推拿按摩术有几千年的历史，这种物理疗法具有独特的优点，它对各种不同疾病施以各不相同的手法，辨证施治，针对性强。手法对慢性软组织损伤的治疗确有非常满意的疗效，有时明显优于目前常用的其他疗法，并且没有不良反应，对于恢复人体的动态平衡、解除肌肉痉挛、松解软组织粘连、调节能量代谢、改善体内的信息传递通道等具有很大的功效。不足之处在于，它不能直接作用于内在的病变部位，只能间接地作用于内在病变部位，所以需要经过一个较长时间的治疗，才能收到疗效。当然这种疗效是较为巩固的，没有后遗症，是比较理想的。如果在推拿按摩的同时再配合中药的熏洗外用等疗法，其疗效将得到更大提高。

（六）针灸疗法

针灸疗法是非常适用于治疗皮神经卡压综合征的。针法是利用金属制成的毫针、皮肤针或圆利针刺入相应的穴位进行治疗。灸法是用艾绒做成艾炷、艾条或装入温灸器中点燃，借助温、热熏灼体表的腧穴。虽然两者使用的器材和操作方法不同，但同属于外治法，都是通过腧穴，作用于经络、脏腑，起到疏通经络、行气活血、补虚泻实、扶正祛邪、调和脏腑、平衡阴阳的作用，以治疗和预防病痛。单就针刺治疗慢性软组织损伤而言，它具有缓急止痛、疏通气血的作用，对于肌肉紧张、痉挛造成的皮神经卡压引起的疼痛有很好的疗效，但对于治疗慢性软组织损伤这一大类顽症，特别是由于筋膜肥厚导致的皮神经卡压，疗效却并不满意。

针灸治疗皮神经卡压综合征的取穴，是以脏腑经络理论为基础，仔细分析所患疼痛病证属于何脏腑，再以循经取穴为主，配伍配穴成方。一般分局部取穴、循经取穴和随证取穴3种方式。

1.局部取穴

所取腧穴能治疗局部和邻近部位的病痛。以病痛处为腧穴的"阿是穴"，脏腑在胸腹和背腰部相应的"募"穴、"输"穴，均属局部取穴。

2.循经取穴

疼痛疾病通过辨证，能够确定为何脏腑、经络的病证，即取该经脉腧穴治疗。如：肚腹三里留，腰背委中求，头项寻列缺，面口合谷收，胸胁内关谋。

3.随证取穴

又称对证取穴。是根据有些腧穴具有主治一些特殊或全身病证的特点而取穴。如全身疼痛，肢体活动不灵，酸楚拘急，取筋会阳陵泉治之。

（七）化学疗法

是通过使用一些化学药物如激素、类激素和维生素类来吸收慢性无菌性炎症引起的渗出、水肿及解痉、镇痛、营养神经。这是目前最基本、最常用的方法。尤其近年来，各种剂型的外用药大量用于临床，对于初发的皮神经卡压综合征造成的局部疼痛有很好的疗效，似很难解除造成动态平衡的病理因素如挛缩、瘢痕、粘连。所以，化学药物作为辅助疗法是可取的，有时还是必要的。

临床常用药物有以下3类。

1. 糖皮质激素类药

糖皮质激素类药在临床中应用比较广泛，既可全身给药，又可局部注射。国内许多临床科室的医生将糖皮质激素类药作为局部神经阻滞的必备药物。在皮神经卡压综合征的药物治疗中，应用这类药物主要是利用其抗感染作用，在软组织无菌性炎症的早期，糖皮质激素可减轻渗出、水肿、毛细血管扩张、白细胞浸润及吞噬反应，从而缓解红、肿、痛、热等症状。在炎症后期，可抑制毛细血管和纤维母细胞的增生，延缓肉芽组织的形成，防止粘连及瘢痕形成。同时要注意，糖皮质激素在抑制炎症的同时，也降低了机体的防御功能。权衡利弊，在皮神经卡压综合征的治疗中应以局部注射为宜。使用剂量应根据临床需要，在治疗过程中及时调整用量。一般可给予泼尼松龙5~10mg或地塞米松4mg，每日1次，3~5天为1个疗程。

2. 维生素类药物

维生素是维持人体正常功能代谢的必需物质。有些周围神经疾病，如末梢神经炎，可能与维生素缺乏有关。在进行神经阻滞时加入维生素，可发挥其神经营养作用。常用的为B族维生素。

维生素具有维持心脏、神经及消化系统生理功能的作用，机体缺乏时，糖代谢阻滞所产生的中间产物在神经组织和心肌内堆积，及抑制胆碱酯酶活性的作用减弱，从而影响神经和心脏的正常功能。乙酰胆碱水解加速神经传导受阻，导致脚气病、周围神经炎等。每日肌内注射维生素$B_1$100mg，可用于治疗各种神经痛、神经炎等，10天为1个疗程；也可用维生素B_1加入局麻药行神经阻滞治疗，口服，成人10~30mg，每日3次。

维生素B_{12}为细胞生长分裂及维持神经组织髓鞘完整所必需的。某些神经炎、神经痛及神经损害可能与维生素B_{12}缺乏有关。用法：肌内注射，500~1000μg，每日1次，或隔日1次。神经阻滞：500μg维生素B_{12}加入局麻药液内混匀后注射。

3. 局麻类药物

局麻类药物对任何神经，无论是外周神经或中枢神经，传入神经或传出神经，轴突或胞体，末梢或突触，都有阻断作用，使兴奋阈升高，动作电位降低，传导速度减慢，不应期延长，直至完全丧失传导性。临床上使用局麻药，根据药物的分子结构不同，分为对氨基苯甲酸酯类（如普鲁卡因、丁卡因、氯普鲁卡因等）和酰胺类（如利多卡因、布比卡因、甲哌卡因等）两大类。前者可在血浆内迅速水解，后者则需在肝脏内代谢。有些患者对这两类药物的反应和疗效也不一样。用于神经阻滞时，应选择毒性低、组织渗透性强、作用迅速且安全性高的局麻药。

普鲁卡因是最常用的局麻药，作用弱，毒性也小，亲脂性弱，不易穿透细胞膜；作用持续时间短，一般维持45~60分钟；具有扩张血管作用，有助于改善局部循环；能从注射部位迅速吸收。1%~2%的溶液可用于各种神经阻滞麻醉。

丁卡因是一种长效局麻药，起效缓慢，作用持续时间可达3小时以上。它的麻醉效能是普鲁卡因的10倍，毒性也是普鲁卡因的10倍，亲脂性强，穿透力强，易进入神经组织，也易被血液吸收。用于神经阻滞时很少单独使用，常使用分别含有0.1%~0.2%的丁卡因与1.0%~1.3%的利多卡因的混合液，具有起效时间短、作用时间长的优点。临床上一次使用丁卡因的极量为100mg。

利多卡因是中效局麻药，具有起效快、弥散广、穿透性强、无明显扩张血管作用、安全范围较大的特点。其毒性随药物浓度而增加，起效时间为5分钟，作用持续90~120分钟。神经阻滞时常选用0.25%~1.0%的溶液。

（八）中药疗法

中药外用和内服，对慢性软组织损伤类疾病的治疗也有较好疗效。中药疗法不但从局部着手，而且从整体考虑，特别是对那些临床症状比较复杂，或者伴有心理情绪改变者，通过中药的舒筋活血、镇痉止痛、温经散寒等作用，发挥出独特的治疗效果。尤其是近年来，随着中药剂型的改进，其临床应用范围越来越广泛。我们体会到，皮神经卡压综合征的中药治疗还要从八纲辨证、气血辨证、六经辨证出发，才能收到良好疗效。虽然中药在局部与整体治疗方面都有重要作用，但是它无法使病变内部的筋结解开、粘连分离，这些都只能求助于一些侵入性方法。

临床常用方剂如下。

1.葛根汤

葛根7g，麻黄5g，桂枝4g，芍药4g，甘草4g，大枣3枚，生姜5g。适用于上半身皮神经卡压造成的头、颈、肩、臂痛。

2.桂枝加术附场

桂枝7g，芍药7g，生姜7g，白术5g，附子3g，大枣3枚。适用于皮神经卡压造成的颈、肩、臂、胸、腰痛虚证。

3.五积散

白芷2g，陈皮2g，厚朴3g，当归3g，川芎3g，芍药3g，茯苓3g，桔梗3g，半夏1.5g，麻黄1.5g，干姜1g，肉桂1g，甘草1g。适用于皮神经卡压造成的上热下寒型胸、背、腰痛。

4.桂枝茯苓丸

桂枝5g,茯苓7g,丹皮10g,桃仁7g,白芍7g。水煎服或为蜜丸用。适用于皮神经卡压造成的实证瘀血性腰腿痛。

5.小柴胡汤

柴胡10g,半夏5g,黄芩5g,人参5g,甘草5g,生姜3片,大枣3枚。适用于皮神经卡压造成的虚实交错、寒热夹杂的头、颈项、肩、腰痛。

6.独活寄生汤

熟地12g,独活9g,茯苓9g,寄生9g,杜仲9g,秦艽9g,当归10g,生牛膝9g,防风9g,党参9g,白芍6g,川芎6g,细辛6g,桂枝6g,生甘草3g。适用于皮神经卡压造成的虚证性腰腿窜痛。

7.追风逐湿汤

豨莶草10g,海风藤10g,羌活10g,独活10g,当归10g,苍术10g,麻黄5g,川乌5g,草乌5g,半夏5g,南星5g,白芷5g。适用于皮神经卡压造成的风湿痹证性肢体疼痛。

8.行气散

香附9g,郁金9g,枳壳9g,陈皮9g,延胡索9g,甘草9g,木香6g,丹参9g,佩兰9g,泽兰9g,金橘叶9g。适用于皮神经卡压造成的气滞性胸胁胀痛。

9.化瘀通痹汤

丹参30g,鸡血藤20g,当归18g,制乳香9g,制没药9g,香附12g,延胡索12g,透骨草30g。适用于皮神经卡压造成的血瘀型肢体疼痛。

10.海桐皮汤

海桐皮6g,透骨草6g,乳香6g,没药6g,当归5g,川椒10g,川芎3g,红花3g,威灵仙3g,甘草3g,防风3g,白芷3g。共为细末,布袋装,煎水熏洗患处。适用于皮神经造成的气滞血瘀型肢体疼痛。

11.二号洗药

川乌9g,草乌9g,花椒9g,艾叶9g,苍术9g,独活9g,桂枝9g,防风9g,红花9g,刘寄奴9g,透骨草9g,伸筋草9g。水煎后乘热熏洗患处。适用于皮神经卡压造成的风寒湿痹型肢体疼痛。

12.定痛膏

芙蓉叶60g,紫荆皮15g,独活15g,天南星15g,白芷15g。上为末,加鲜马兰菜30g、墨斗菜30g,杵捣极烂和药末,用生姜汁、老酒拌炒暖敷患处。适用于皮神经卡压造成的急性无菌性炎症肢体疼痛。

13.双柏膏

侧柏叶2份,黄柏1份,大黄1份,薄荷1份,泽兰1份。共为细末,作散剂备用,用时以水、蜜糖煮热调成厚糊状外敷患处。亦可加入少量米酒调敷,或用凡士林调煮成膏外敷。适用于皮神经卡压造成的急性有菌性炎症所致肢体疼痛。

另外，有些市售的外用中成药如寒痛乐、按摩乳等，也可单独选用或配合推拿按摩治疗使用。

二、手术疗法

手术疗法是周围神经卡压综合征的重要治疗手段，在皮神经卡压综合征的治疗方面也有着重要位置。从某种意义上说，手术疗法是周围神经卡压综合征最后的选择方法。目前常用的术式包括神经干周围松解术、神经外膜松解术、神经束膜松解术以及神经松解移植术（如尺神经前置）。哪种方法较好，目前还有争论。Babcock在1970年首先提出神经内松解术，Rydvik通过大白兔胫神经卡压松解实验发现，神经内松解可以造成神经髓鞘损伤和轴突的破坏。结果表明神经束膜松解术可能诱发神经各层次的纤维化和一些神经纤维的损伤。其原因主要是手术本身导致微血管的损伤出血而形成新的瘢痕，因此，他认为应有条件地采用神经内松解术。Gentili的实验却证实，神经内松解术不会对神经组织的形态学和生理学产生很大影响。Yanmnaka经过实验研究认为，神经外松解和神经外膜切除是较好的松解术式，两者之间在疗效方面没有差异；而神经束膜松解术不是一种好的松解方式。Shu通过对慢性神经卡压的实验研究发现，神经外松解术最好，单纯松解术次之，神经内松解术不好。纪肯通过实验研究发现，神经内松解组的电生理指标、神经纤维的直径与数目、髓鞘的厚度与纤维结缔组织减少的程度均优于同期的单纯减压组，而加用地塞米松组无进一步促进作用。他认为，神经内松解术能有效地改善神经的组织学图像和电生理参数。以往，周围神经卡压综合征一旦确诊，原则上是采取手术疗法，但必须考虑到以下因素对手术疗效的影响。

（1）需要维持长时间和充分麻醉。

（2）创口大，对机体也是一种损伤。

（3）手术中有出血和皮肤、筋膜、神经被膜等组织的损伤，术后和术间创伤反应、水肿、组织液的渗出，将导致结缔组织增生并可形成瘢痕，导致再粘连，引起神经再次卡压。

（4）在神经松解术中，对神经外膜、束膜的松解可能损伤神经的微血管网，影响其血供，不利于神经的修复。

（5）需要较高的设备条件，实行手术治疗的医生需要一定的专业训练，不易在基层医疗单位普及。

（6）由于存在感染、神经损伤等风险，对术者的技术要求较高。

因此，我们认为，在神经卡压症状严重，并且肌电图和张力仪测定证实神经功能大部分或全部丧失，神经内结缔组织增生明显或形成神经质地坚硬的神经瘤，以及经保守疗法治疗3个月内无明显疗效的，宜行手术切开治疗，且术后应适当配合一些物理疗法和化学药物疗法。

三、保守手术疗法

这是一类介于手术和非手术之间的半侵入疗法。说它是侵入的手术疗法却没有切口，说它是非侵入的保守疗法却要用一枚带刃的针经皮进行皮神经周围的软组织松解。严格来说，它还应算是一种侵入疗法，常用的为小针刀疗法。

小针刀疗法是一种闭合性手术，是切开手术疗法过渡到闭合性手术疗法的第一步，它具有的某些优点是切开手术疗法所不能比拟的。尤其对一些粘连性软组织损伤造成的周围神经卡压的病例有独特的疗效。此疗法在全国范围内已有不同程度的普及，并且建立了一些常规的治疗技术规程。如：纵行疏通剥离法、横行剥离法、切开剥离法、瘢痕刮除法、通透剥离法、切割肌纤维法、铲剥磨平法、骨痂凿开法等，对皮神经卡压综合征造成的疼痛、肌紧张等有很好的疗效，但它毕竟是闭合性手术疗法所迈出的第一步，仍然有一些问题需要深入研究解决。

（1）小针刀治疗是一种闭合性手术，除了有特殊的进针方法以外，还需要医生根据针感来判断针下的组织，而小针刀相对毫针来说是较为粗大的，所以有损伤神经、血管、肌肉、肌腱、韧带等正常组织的可能。

（2）在皮神经卡压综合征的治疗方面，还没有列出明确的适应证及禁忌证。

综上所述，目前临床治疗周围皮神经卡压综合征主要存在的问题如下：①缺乏针对性较强、适应证较广的疗法。②手术疗法创口大，技术要求高，普及应用较难。③保守疗法治疗时间长，易复发。

第四章

皮神经的解剖及病理实验研究

第一节　皮神经的解剖特点

皮神经是人体感觉传导通路的重要组成部分，主要参与痛觉、触觉和温度觉等浅感觉的传导，颈部、躯干和四肢部皮肤感觉的第一级神经元细胞体在脊神经节中，其周围突脊髓神经分布到皮肤各种感受器（皮肤游离神经末梢、触觉小球、温觉小体、环层小体、毛囊的神经末梢等），中央突进入脊髓，先上升1~2个脊髓节段，然后终止于同侧后角。第二级神经元细胞体在后角中，其轴突大部经白质的前连合交叉至对侧，其中传导痛、温度觉的纤维组成脊髓丘脑侧束，在脊髓侧索中上升；传导触觉的纤维组成脊髓丘脑前束，在对侧的脊髓前索中上升；两者经延髓会合，再经脑桥和中脑，止于丘脑。第三级神经元是丘脑外侧核的细胞，其轴突组成丘脑皮质束，经内囊枕部至大脑皮质中央后回上2/3区域。

每一脊神经后根及其神经节的纤维所分布的皮肤区域称作一个皮节。胚胎初期，身体的皮节像脊髓的节段一样，分布很规整。在成人，颈部和躯干的皮节保持着明显的节段状态，每节形成一个带状区，环绕身体，自背侧中线至腹侧中线（彩插1、彩插2）；但四肢的节段性分布较为复杂，由脊髓的颈膨大和腰膨大发出的神经根形成神经，而后分布到四肢。每一皮节的范围因人而稍有差异，且其边缘相互重叠，所以一根脊神经的病变常不发生感觉消失现象，而且一根脊神经在四肢可以输送感觉神经纤维至几条周围神经。也就是说，一条皮神经可以包括进入几个脊髓节段的纤维，即分布于皮节的纤维都包含在皮神经中。每条皮神经的分布区有时与一个皮节的分布区相同，有时则比一个皮节的分布范围要广。

针对临床提出的问题，我们用13具成人新鲜尸体标本对皮神经血供、分布特点及其与卡压的关系进行了解剖研究，其结果对于临床诊治有一定的参考价值。

一、皮神经的血供

皮神经干及其邻近皮肤的血供来源，具有多源性、节段状分布的形式，并不存在与皮神经干全长完全一致的伴行血管干。进入皮神经干的供血渠道依次为：节段血管、营养血管、外膜血管和神经干内微血管网。上述血管，通常表现为两条静脉夹持一条动脉相伴行（彩插3、彩插4）。

（一）节段动脉

皮神经干均有多支来源不同的节段动脉。下肢主要皮神经有3~6支节段动脉。通常，靠近皮神经近侧根部的第一节段动脉外径最粗，变动范围在0.7~0.8mm，一般较少被选为吻合血管对象。节段动脉除发出多支营养动脉供应皮神经之外，尚发出分支至皮神经邻近皮肤血管网，并与邻近的皮肤血管间有丰富的交织状吻合联系。

（二）营养动脉

营养动脉是由节段动脉及邻近动脉发出的细小动脉，外径变动范围在0.05~0.15mm。营养动脉在横向进入皮神经干之前或在神经外膜中，可分为上行支和下行支。皮神经营养动脉的支数和血管间距都不甚恒定。在营养动脉进入皮神经干之前，被结缔组织所包裹。以往的文献称之为"神经血管系膜"。神经血管系膜位于节段动脉与皮神经干之间，起到联系和保护营养动脉的作用。神经营养动脉与邻近的皮肤血管网之间，也有交织状吻合联系，使皮神经干与邻近皮肤血供间有丰富的联系渠道。

（三）外膜动脉

外膜动脉纵贯皮神经干全长，是由在不同部位相继进入神经干的营养动脉下行支与另一营养动脉上行支相吻合而成。外膜动脉就是由诸多营养动脉的上、下行支组成的"链状"吻合，是保证皮神经干有较大侧副循环潜力的形态学结构基础。外膜动脉外径为0.03~0.08mm。

（四）神经干内微血管网

神经外膜、神经束膜和神经内膜均有微血管网。这些小动脉和毛细血管组成的血管网，均为外膜动脉发出的各级分支，沿神经纤维走向纵行。神经束内的小动脉若用组织切片观察，有1~2层平滑肌排列，其他血管基本上都是毛细血管，分布稠密，侧副循环代偿能力较强。

二、各部位皮神经及其穿出点

各部位皮神经的穿出点及其体表分布范围是进行皮神经解剖研究的重点内容，它为临床诊断、治疗直接提供了形态学依据。为叙述方便，依次按颈肩部、背部、胸部、腹部、臀部和腰部、下肢和上肢的顺序将观察结果报告如下。

（一）颈肩部皮神经的穿出点及分布

颈部位于头和胸之间，与头部的分界为下颌底下颌支后缘、乳突、上项线和枕外隆凸的连线，下方以胸骨柄上缘、锁骨、肩峰及隆椎（第7颈椎）棘突的连线与胸部为界。项部以斜方肌前缘为界，分为前方狭义的颈部和后方的项部，前者又分为胸锁乳突肌区、该肌前方的颈前区（颈前三角）和后方的颈外侧区（颈后三角）。颈前区又以舌骨为界分为舌骨上区和舌骨下区，上区又以二腹肌为界，从前向后分为颏下三角、下颌下三角和下颌后窝。舌骨下区又以肩胛舌骨肌上腹为界，分为上方的颈动脉三角和下方的肌三角。颈外侧区以肩胛舌骨肌下腹为界，分为上方的枕三角（肩胛舌骨肌斜方肌三角）和下方的锁骨上大窝（肩胛舌骨肌锁骨三角）。

1.体表标志

（1）舌骨：位于颈前三角的上方，第3颈椎水平。

（2）甲状软骨：位于舌骨下方，甲状软骨上缘对应第4颈椎水平。上缘是颈总动脉分叉的水平，男性的喉结在中线上明显可见。

（3）环状软骨：紧连甲状软骨下方，平对第6颈椎水平。咽与食管、喉与气管在此水平分界。环状软骨的后外侧有颈总动脉，从前向后将动脉压向第6颈椎横突前结节上，可用于急救时止住该侧头颈部的大出血。

（4）胸锁乳突肌：从体表可清晰地辨认出此肌，其后缘中点是颈丛皮支阻滞麻醉的良好部位。

（5）锁骨上窝：也称肩胛舌骨肌锁骨三角，此窝中部可摸到锁骨下动脉的搏动，稍上是臂丛阻滞麻醉的注射部位。

（6）胸骨上窝：位于胸骨颈静脉切迹上方，气管切开术经此窝，于此处可鉴别气管是否偏斜。

2.体表投影

（1）颈总动脉：自下颌后窝中点至胸锁关节的连线，甲状软骨上缘以下的部分为颈总动脉的体表投影。上缘以上为颈外动脉的投影。

（2）锁骨下动脉：为锁骨内侧半向上的弧形线，其最高点在锁骨上约1cm。

（3）颈外浅静脉：自下颌角至锁骨中点的连线。

（4）副神经：自胸锁乳突肌后缘中、上1/3交点至斜方肌前缘中、下1/3交点的连线。

（5）胸膜顶：为锁骨内侧1/3向上的弧形线，其最高点在锁骨上2~3cm。

浅筋膜与其他部位浅筋膜的不同点在于脂肪组织中有颈阔肌；此外，在浅筋膜内有颈丛皮支、浅静脉和浅淋巴结。颈部横切口必须将横断的颈阔肌及其筋膜鞘缝合，否则由于肌肉的收缩，使切口张开，不易愈合，愈合后易形成较宽的瘢痕。

3.颈肩部皮神经的分布

颈肩部皮神经的分布由内向外依次为枕大神经、枕小神经、耳大神经、颈横神经和锁骨上神经（彩插5）。

（1）枕大神经：为第2颈神经的后支，此神经穿斜方肌腱至皮下，分布于枕部的皮肤，为混合性神经。

（2）枕小神经：分布于耳廓后面，支配耳廓的后上部、乳突部及枕部外侧区域的皮肤。

（3）耳大神经：为颈丛皮支中最大的分支，绕胸锁乳突肌后缘，向前上方斜越胸锁乳突肌表面，向下颌角方向走行；穿颈深筋膜，沿颈外静脉后侧，与其平行上升，其表面被颈阔肌覆盖。分成前、中、后三部分终末支。

（4）颈横神经：也叫颈皮神经，约在胸锁乳突肌的后缘中点，自该肌深方绕后缘穿出，沿其表面横向内侧，经颈外静脉的深方，达该肌的前缘，穿固有筋膜，分布于颈前部的皮肤，其范围上达下颌骨，下至胸骨颈静脉切迹之间的皮肤区域。

（5）锁骨上神经：在胸锁乳突肌后缘中点处，自该肌深方，向后下方穿出。经颈阔肌及颈固有筋膜的深面，达锁骨附近，穿出固有筋膜及颈阔肌而成皮神经，可分为内、中、外三组分支。分布于颈侧部、胸壁上部和肩部的皮肤。

耳大神经从胸锁乳突肌后缘中部穿出后向上跨过胸锁乳突肌表面向上行，到耳后下部穿出深筋膜层。耳大神经较粗大，分支较少。主干经过处有一明显的筋膜鞘，颈横皮神经在胸锁乳突肌后缘中部、耳大皮神经穿出点下方穿出，跨过胸锁乳突肌表面横行于颈前。颈横神经也较粗大，分支也较少。穿出点周围的结缔组织较厚、较坚韧。颈横神经从穿出点穿出后有几支分支向颈前部走行。枕小神经从胸锁乳突肌后缘中部、耳大神经穿出点稍上方穿出，沿胸锁乳突肌后缘斜向后上方行走。锁骨上神经从胸锁乳突肌后缘、颈横神经穿出点下穿出，分为前支与后支，前支又分为三支跨过锁骨上面支配前胸上部。枕大神经的分支较多、较大并且互相交通呈网状分布。

肩部的皮神经交错分布，其皮神经出口处有较厚的浅筋膜围绕成的鞘管，内有少量的疏松结缔组织。

（二）背部皮神经的穿出点及分布

背部与项部的分界以肩峰及隆椎棘突的连线为上界，下界为第12肋下缘，内侧界为后正中线，外侧界为腋后线。

1.体表标志

在背部的上部正中线上可摸到隆起的是第7颈椎棘突，在冈下筋膜的内侧可摸到肩胛骨的脊柱缘，在肩胛骨中可摸到平行的肩胛冈，肩胛骨下角平对第7胸椎棘突。

2.背部的皮神经解剖

胸神经后支（T_1~T_6后支）：分出后，经上、下两横突之间，肋横突前韧带及横突肌之间。

上6对胸神经的内侧支，经胸半棘肌。其终末支为皮支，穿过菱形肌、斜方肌及背固有筋膜后，转向外侧，行于背部的浅筋膜内；其分布皮肤的区域，外侧达肩胛线；第二胸神经后支的内侧支最长，向外侧行可远达肩峰。

上6对胸神经的外侧支为肌支。由上向下，逐渐增大，经胸髂肋肌及胸最长肌之间，支配此二肌。

背部皮神经自上而下依次分布为胸神经后支及肋间神经外侧皮支。背部皮神经的穿出点在后正中线旁开1~2cm处，其间隔与椎体棘突的间隔相近，每一椎体棘突下均有对称的左右两支皮神经发出，顺着肋间向外行走。背部皮肤较厚而皮下浅筋膜等结缔组织较少。背部皮神经分布较有规律，左右两边对称分布，其皮神经的大小、数目、走行都较相似。背部皮神经在穿行过程中，有筋膜形成的鞘存在。

（三）胸部皮神经的穿出与分布

胸部的上界是以胸骨颈静脉切迹、两侧的锁骨上缘和肩锁关节至第7颈椎棘突的连线为界；下界相当于胸廓下口；两侧上部以三角肌前、后缘上份和腋前、后缘在胸壁上的连线为界，移行于上肢。由于膈穹窿向上突入胸廓，因此，胸部表面界线与胸腔的实际范围并不一致，胸廓下部有腹腔上部的器官。

胸壁通常分为三部分。介于前正中线与腋前线之间者称胸前壁，腋前线与腋后线之间者称胸外侧壁，腋后线与后正中线之间的部分称为胸后壁或背部。胸腔及其内容可分为左、中、右三部分，即位于中部的纵隔及位于其两侧的胸膜囊和肺。

1.体表标志和标志线

（1）颈静脉切迹：为胸骨柄上缘的切迹，平对第2胸椎体下缘。

（2）胸骨角：平对第4胸椎体下缘，两侧平对第2肋，此平面与气管杈、主动脉弓下缘大致相当，胸导管也在此平面由右转向左行。

（3）乳头：男性乳头平对第4肋间隙。女性乳头的位置随乳房的形态不同而改变，未授乳的成人女性，乳头平对第4肋间隙或第5肋。

（4）锁骨和锁骨下窝：从颈静脉切迹向外，可摸到锁骨全长。在锁骨外侧1/3下方有一凹陷，称锁骨下窝，深处有臂丛、腋动脉和腋静脉通过。

（5）肋弓：自剑突两侧斜向外下方，是临床上进行肝、脾触诊的标志。

（6）胸骨下角：两侧肋弓与剑突结合共同围成胸骨下角，角内夹有剑突。剑突与肋弓的交角称剑肋角，左侧剑肋角常作为心包穿刺的进针部位。

（7）前正中线：为通过胸骨中点的垂直线。

（8）胸骨线：为沿胸骨体两侧缘所引的垂直线。

（9）锁骨中线：为经锁骨中点所引的垂直线。

（10）胸骨旁线：为经胸骨线与锁骨中线的中点所引的垂直线。

（11）腋前线：为经过腋窝前壁与胸壁交界处所引的垂直线。

（12）腋中线：为经过腋窝中点的垂直线。

（13）腋后线：为经过腋窝后壁与胸壁交界处所引的垂直线。

（14）肩胛线：为经过肩胛骨下角的垂直线。

（15）后正中线：为经过各椎骨棘突的垂直线。

浅筋膜内含脂肪组织、浅血管、皮神经和淋巴管。其厚度因人而异。乳腺位于胸前壁浅筋膜内。

2.胸部的皮神经解剖

胸神经的前支：胸神经的前支共有12对，上11对都行于肋间，所以称为肋间神经；第12对经第12肋的下侧，所以特称为肋下神经。其中第1胸神经前支的部分纤维参与臂丛，有时第12胸神经前支的部分纤维参与腰丛，其余的均不成丛。胸神经的前支与后支分离后，沿肋间先由后向前外侧，继又转向前内侧行，并发出肌支、外侧皮支，其末梢支伴随胸廓内动脉穿支浅出至皮下成为前皮支（彩插6）。

上6对胸神经的前支分布于胸部。

（1）第1胸神经前支在第2肋横突前韧带处，分为大、小两支。大支向外上方行，至颈根部加入臂丛。小支为第1肋间后神经，在第1肋的下侧，穿行于第1肋间隙内，在肋间肌之间前进，到肋间隙前端，穿至皮下，成为胸前第1皮支。

（2）第2至第6胸神经的前支，各在其相应的肋间隙内，沿肋间动脉下侧前进。在胸廓后部，位于胸膜及肋间后韧带之间，然后穿行于肋间内肌与肋间最内肌之间；在前部，跨过胸廓内动脉及胸横肌，直达胸骨旁。

（3）第2至第6胸神经前支在行近肋骨角时发出外侧皮支，弓主干伴行，达腋中线，斜穿肋间外肌及前锯肌至皮下，分为前、后两支（第1及第2肋间神经的外侧皮支除外）。后支向后分布于肩胛区下部的皮肤；前支经胸大肌的下缘，转至其前面，分布于胸部外侧的皮肤，并分出乳房外侧支至乳房。

（4）第2肋间神经的外侧皮支，其前支较小或阙如，而后支较大，称为肋间臂神经，此神经横过腋窝，至上臂内侧，可与臂内侧皮神经及第3肋间神经的外侧皮支相结合，如第1胸神经外侧皮支存在时，也可与之结合。肋间臂神经在腋窝后缘的远侧，穿臂固有筋膜，分布于臂后内侧部的皮肤，达鹰嘴附近。

（5）肋间神经于肋间隙前端近胸骨处，横越胸廓内动脉及胸横肌的前侧，穿肋间内肌、肋间外韧带及胸大肌，达于皮下，末梢支成为前皮支，各分布于相段肋间隙前端的胸前皮肤在女性第2~4肋间神经前皮支，有分支至乳房，称为乳房内侧支。

胸部皮神经的分布自外向内依次为肋间神经外侧皮支和肋间神经前侧皮支。胸部皮神经穿出点从前正中线旁开1~2cm发出，其间隔与肋间的间隔相近，每一肋间左右均有对称的两支皮神经发出，皮神经沿肋间隙平行向外走行至锁骨正中线附近。其穿出的皮支是胸神经前支的内侧皮支。

胸神经前支的内侧皮支按相对应的肋间排列，第1肋下缘为第1胸神经前支的内皮支，如此类推，其上胸部是锁骨上神经前支分布。胸部皮层较薄，皮下结缔组织也较薄。胸外侧皮神经的前、后支的穿出点在胸侧壁互相对应，皮神经间的距离和穿出点间的距离都大致相等。后支的穿出点都沿着背阔肌外下缘，前支的穿出点沿着前锯肌和腹外斜肌的锯齿排列，其左侧的形状如两个并排的"S"形，右侧的如反"S"

形，显示出很强的规律性。胸外侧皮神经所支配部位的皮层较薄，皮下结缔组织也较疏松，没有发现明显的皮神经鞘。

（四）腹部皮神经的穿出与分布

腹壁的上界是胸骨剑突、肋弓、第11肋、第12肋前端以及第12胸椎；下界为耻骨联合、腹股沟韧带及髂嵴。腹壁又以腋后线为界，分为腹前外侧壁和腹后壁两部分。

腹腔的界限与腹壁的境界并不一致。其上界为膈，呈穹窿状突向胸腔，下方以界线与盆腔为界。有些腹腔器官如肝的上界可达右锁骨中线第5肋骨高度，故腹腔的范围远较腹壁的境界为大。为了准确地描述腹腔器官的位置，便于叙述腹部症状和体征的部位，通常用两条水平线和两条垂直线，将腹部分为9个区：即腹上区、左季肋区、右季肋区、脐区、左外侧区、右外侧区、腹下区、左腹股沟区、右腹股沟区。

1.体表标志

在腹前外侧壁上方可摸到剑突和肋弓，下方有髂前上棘、髂嵴、耻骨联合、耻骨结节等骨性标志。在腹前壁正中线上可见一纵行浅沟，其深面为白线；白线在脐环以上较宽，脐环以下较窄。脐的位置通常在前正中线相当于第3、4腰椎体之间的水平上。白线两侧为腹直肌。当腹肌收缩时，可见腹直肌腱划处的横线及隆起的肌肉，腹直肌的外侧缘为半月线。腹前壁与大腿交界处的浅沟称为腹股沟，其深面有腹股沟韧带。

浅筋膜由脂肪和疏松结缔组织构成。浅筋膜在脐平面以下分为浅、深两层：浅层为脂肪层，即Camper筋膜，它向下与大腿脂肪层相连续；深层为膜性层，又称Scarpa筋膜，为富含弹性纤维的纤维膜，此层在中线处附着于白线，其两侧向下，在腹股沟韧带下方约一横指处与大腿阔筋膜相愈着，但在耻骨联合至耻骨结节间的前面并不愈着，而向下与浅会阴筋膜（又称Colles筋膜）及浅阴茎筋膜相连续，致使腹壁浅筋膜深面与会阴浅隙相通：因此，当尿道球部破裂引起尿外渗时，尿液可渗至会阴浅隙，向前蔓延至阴茎、阴囊，向上扩散至腹前壁浅筋膜深面，但不能向下至股部。

2.腹部的皮神经解剖（彩插7）

1）下6对胸神经的前支分布于胸部及腹部

（1）第7~11肋间神经在胸部，也都于相应的肋间隙走行，其走行情况与上部肋间神经相同；但下6对胸神经前支尚有腹部的行程。

（2）第12胸神经的前支（除去加入腰丛的部分纤维外），即肋下神经，较其他的胸神经前支为大，沿第12肋的下缘与肋下动脉伴行，向下外侧行至腹壁，入腹横肌和腹内斜肌间。在此发出外侧皮支后，继续向下内行，穿入腹直肌鞘，达腹直肌前面。其终末支穿过腹直肌鞘前壁至皮下，成为前皮支，分布于脐至耻骨联合之间的中间隔。

（3）第7肋间神经的前皮支分布于剑突平面处附近的皮肤；第8、9肋间神经的前皮支分布于剑突及脐平面的皮肤；第10肋间神经的前皮支分布于脐部平面的皮肤；第11肋间神经的前皮支分布于脐下侧平面的皮肤；第12肋间神经的前皮支分布于脐至耻骨联合之间平面的中间隔。

（4）第7~11肋间神经的外侧皮支穿肋间外肌，沿前锯肌、背阔肌与胸外斜肌肌齿交错的线上，穿至浅筋膜层，分为后支与前支。后支向后进达背阔肌表面，分布于该部的皮肤。前支向前下侧，至腹直肌鞘的外侧缘，分布于胸及腹部外侧的皮肤。

肋下神经的外侧皮支穿腹内斜肌，发支配腹外斜肌最下的肌齿，然后在髂嵴上侧2.5~8cm处，穿腹外斜肌至臀前部的浅筋膜内下降。

2）下腹部及腹股沟部的神经分布

（1）髂腹下神经前皮支（T_{12}~L_1）：又叫腹下支，经腹内斜肌与腹横肌之间，斜向前下方；在髂前上棘内侧约2cm处，穿出腹内斜肌，在腹外斜肌腱膜的下侧，向内下方行，大约在股沟管皮下环的上方3cm处，穿出腹外斜肌腱膜至皮下，分布于髂嵴水平线至阴阜之间的皮肤。

（2）髂腹股沟神经皮支（L_1后支）：其终支又名阴囊（唇）前神经，沿精索前外侧出腹股沟管浅环后分布于阴阜、耻骨联合上方、阴囊（或大阴唇）前面及大腿卵圆窝内侧大腿的皮肤。

腹部皮神经的分布自上而下依次为肋间神经外侧皮支、髂腹下神经和髂腹股沟神经。腹前部的皮神经较短小，分支也较少，从前正中线旁穿出后向外侧行走至锁骨中线附近，与外侧皮支相吻合。腹前部皮神经的穿出点规律性不强，间隔也不一，但腹外侧皮神经则较对称，规律性较强。双（左、右）侧T_7~T_{12}外侧皮神经前支从腹外斜肌肌齿附近穿出，每支神经都有3~4支分支，呈鸡爪形分布，末端细支达锁骨中线。每支皮神经的分支与下支皮神经的对应分支呈平行排列。分布于腹外侧部的T_7~T_{12}外侧皮神经前支比分布于胸部的T_2~T_6前支皮神经要长。

（五）臀部和腰部皮神经的穿出点及分布

腹后壁也称腰部，其上界为第12肋，下界为髂嵴，内侧界为后正中线，外侧界为腋后线。

1.体表标志

（1）竖脊肌：位于后正中线两旁，在皮下可摸到其外侧缘，它和第12肋形成的夹角称脊肋角或肾区。临床上，肾区叩诊或肾囊封闭术即在此区进行。

（2）第12肋：可在皮下摸到，是肾手术经腰部切口的标志。

（3）髂嵴：浅在皮下，两侧髂嵴最高点的连线正对第4腰椎棘突或第3、4腰椎间盘，是腰椎穿刺时的体表标志。

（4）腰椎棘突：可在皮下逐个触知。

（5）皮肤和浅筋膜：皮肤较厚，浅筋膜中结缔组织束较多，且与皮肤相连，故活动度较差，有较丰富的毛囊、皮脂腺和脂肪，易患化脓性疾病。

2.腰部的皮神经解剖（彩插8）

（1）胸神经后支（T_7~T_{12}后支）：分出后，经上、下两横突之间，肋横突前韧带及横突肌之间。

下6对胸神经的内侧支，向背侧经行于胸最长肌及多裂肌之间，分布于多裂肌及最长肌。偶尔发出皮支，穿背阔肌、斜方肌及背固有筋膜，分布于背部正中线附近的皮肤。

下5对胸神经后支的外侧支，经胸髂肋肌及胸最长肌之间，支配此二肌后，发出皮支，穿过下后锯肌及背阔肌，分布于肋骨角附近的皮下。

第12胸神经后支的外侧支，下降越髂嵴，分布于该处的皮肤。

（2）腰神经后支（L_1~L_5后支）：腰神经后支在横突间内侧肌的内侧向后行，即分为内侧支及外侧支，各腰神经后支的内侧支，都分布于多裂肌；下3对腰神经，还发出细支至骶部的皮肤。上3对腰神经后支的外侧支，斜向外方行，发支支配附近诸肌，其皮支形成臀上皮神经。第4腰神经的外侧支狭小，终于骶棘肌下部。第5腰神经的外侧支，分布于骶棘肌，并与第1骶神经交通。

（3）骶神经后支（S_1~S_5后支）：骶神经后支的分支由上向下，逐渐细小，上4对骶神经的后支，经骶后孔穿出，而第5骶神经的后支，在骶尾后韧带之间自骶管裂孔中穿出。上3对骶神经的后支，其穿出之处被多裂肌掩盖，也分为内侧支和外侧支。其外侧支细小，终于多裂肌。第4和第5骶神经的后支在多裂肌的深层没有分叉。其相互间联结，并与第3骶神经后支及尾神经相结合形成襻，自此襻发出分支，分布于尾骨部的皮肤。

（4）尾神经后支：在骶管内与前支分开后，经骶骨管裂孔并穿过骶骨管下部外出。该神经的后支也不分叉，与最末骶神经后支结合形成襻，然后从襻发出皮支，分布于被盖骨部的皮肤。

3.臀部境界

臀部上界为髂嵴，下界为臀襞，内侧为骶骨、尾骨，外侧为髂前上棘至大转子间的连线。臀部的皮肤很厚，浅筋膜中有许多纤维束将皮肤连于深筋膜，形成小隔，内容大量脂肪组织。

4.臀部的皮神经解剖

（1）髂腹下神经外侧皮支（T_{12}前支）：髂腹下神经自腰大肌上部外侧缘穿出，经过腹横肌与腹内斜肌之间，分为前皮支（腹下支）和外侧皮支（髂支）。其外侧皮支约在髂前上棘内侧穿深筋膜至皮下，越髂嵴分布于臀外侧皮肤。

（2）臀上皮神经（L_1~L_3后支）：臀上皮神经是由L_1~L_3后支的外侧支所发出的一组皮支，通常有3~4支，各皮支分别穿过很厚的腰部肌层和坚韧的腰背筋膜而到达皮下，然后在皮下继续下行并跨越髂嵴中部至臀部，分布于臀上外侧以至股骨大转子区皮肤。

（3）臀中皮神经（S₁~S₃后支）：臀中皮神经由S₁~S₃后外侧支组成，自骶后孔穿出后向外侧走行于骶髂后短韧带与多裂肌之间，上3对骶神经后支的外侧支相互联结，并与L₅后支的外侧支在骶骨背面结合成襻。自此襻发支，在骶骨外侧缘合成神经干，跨越骶髂关节及骶髂后短韧带后面，在骶结节韧带后面又形成第2列神经襻，穿经骶髂后长韧带形成的隧道后分成2~3支，在髂后上棘与尾骨尖连线的中1/3段穿出深筋膜，分布于臀部内侧和骶骨后面的皮肤。

体表投影：臀中皮神经穿经隧道处约在髂后上棘与骶骨外侧角连线的中点，在此点作一由内上斜向外下、长约2cm且与上述连线成60°夹角的线段，即是隧道的体表投影。线段的上、下端即是隧道的上、下口。

（4）臀下皮神经（S₁~S₃前支）：为股后皮神经发出的臀支，于臀大肌下缘中点处穿出深筋膜，自下而上分布于臀下部皮肤。

腰部和臀部的皮神经分布自上而下依次为下位胸神经后支、臀上皮神经、臀中皮神经和臀下皮神经。3支臀上皮神经沿着髂嵴上缘发出，跨过髂嵴支配臀部上外侧部皮肤，皮神经周围的结缔组织较致密，浅筋膜层较厚。臀中皮神经也有3支主支，为S₁~S₃神经发出的浅支，支配臀中区的皮肤。臀中皮神经较短细，分支不多。臀下皮神经向上发出3支主干，呈平行排列斜向外上方，分布到臀下区的皮肤。皮神经较细，分支不多。另有两支分支向内走行，分布到臀纹下内侧区域。浅筋膜层间有鞘管让皮神经通过，其中有少许脂肪组织，皮神经在里面有较大的移动空间。股后皮神经的穿出点在臀大肌下缘的缝隙里，皮神经粗大，旁有血管伴行。

腰部的皮神经由T₇~T₁₂脊神经的后支发出，其外侧支在背阔肌浅面的深筋膜中走向外侧浅出皮下，在肩胛线附近与肋间神经外侧支的后支吻合。腰部脊神经后支、外侧支及臀上皮神经在穿行过程中均有返支反向内侧。这些腰部的皮神经及臀上皮神经、臀中皮神经、臀下皮神经几乎都有一个明显的筋膜鞘，鞘内有少量的疏松结缔组织。

（六）下肢的皮神经穿出点及分布

下肢前以腹股沟韧带、后以髂嵴与躯干分隔。可分为臀部、股部、膝部、小腿部、踝部和足部。其神经分布见彩插9、彩插10。

1.体表标志

皮下可触摸到髂嵴全长，在其前、后端可触到髂前上棘和髂后上棘。在大腿外侧上部可触及股骨大转子。

在臀大肌下缘，可摸到坐骨结节。坐骨结节和髂前上棘间的连线称Nelaton线，该线恰好通过大转子尖端。当股骨颈骨折和髋关节脱位时，大转子可向上移位越过此线。

在膝部可摸到股骨和胫骨的内侧髁、外侧髁、髌骨、髌韧带、胫骨粗隆和腓骨头。

在小腿的前内侧面皮下可摸到胫骨前嵴和胫骨内侧面，此处皮下组织少。

踝部两侧可见明显隆起的外踝及内踝，内踝可作为寻找大隐静脉的标志。在踝部后面可触及跟腱。

在足后端可摸到跟骨结节。

2. 下肢的皮神经

（1）生殖股神经股支（L_1~L_2前支）：随髂外动脉下降至股部，在卵圆窝处穿出至股三角部的皮肤。

（2）股神经的前皮支（L_2~L_3前支）：①股中间皮神经：在股三角近侧部分为内侧支和外侧支。内侧支约在腹股沟韧带下8cm处穿出阔筋膜，外侧支先穿出缝匠肌并支配该肌再穿出阔筋膜。两支下降支配股前面下2/3皮肤，末端加入髌神经丛。②股内侧皮神经：沿股动脉外侧下降，发一小支穿出阔筋膜，分布于大腿上部内面皮肤。主支于股三角部跨过动脉，分为前、后两支。前支在缝匠肌前面垂直向下，约在股中、下1/3处穿出阔筋膜，分数小支支配膝和小腿中部内面皮肤。

（3）闭孔神经皮支（L_2~L_4前支）：由闭孔神经前支发出，在隐静脉裂孔下方8~10cm处穿出深筋膜，沿着大隐静脉下行，分布于股内侧下2/3的皮肤。

（4）股外侧皮神经（分两支）（L_2~L_3前支）：股外侧皮神经是单纯的感觉神经，起自L_2~L_3神经根，自腰大肌外缘穿出，横越髂肌至髂前上棘内侧，通过髂前上棘和腹股沟韧带外端的两层之间所组成的狭小的骨韧带管，然后从水平方向急转成纵向沿缝匠肌外侧下行，约在距髂前上棘10cm处穿出大腿阔筋膜，并分成前、后支至股前外侧皮肤与大腿外侧上1/3和大转子远侧的臀部皮肤。

（5）股后皮神经（S_1~S_3前支）：股后皮神经在臀大肌的下缘发出臀下皮神经后，主干循股后区中线下行，位于阔筋膜与股二头肌之间，沿途发出分支分布于股后区皮肤，其末支行至腘窝上角处，穿出阔筋膜至皮下，分布于腘窝及小腿后区上部的皮肤。

（6）隐神经（终支）髌下支（L_3~L_4前支）：沿股动脉外侧进入收肌管，斜行越过动脉前方至其内侧。于管的下端与膝降动脉共同穿过股收肌腱板出管，于膝内侧缝匠肌与股薄肌之间穿出固有筋膜，伴大隐静脉下降到小腿内面，沿胫骨内侧缘下行，至小腿下1/3处分为两支。一支继续沿胫骨内缘下降至内踝，另一支随静脉经内踝前面达足内侧缘和足趾的皮肤。

注：隐神经在穿经收肌管出口处体表投影。①髂前上棘和股骨内上髁连线内侧（7.1±2.1）mm，距股骨内上髁上方（118.2±16.5）mm处。②设腹股沟韧带中点为A点，股骨内上髁最突出点为B点，两点间连线为AB，距B点（11.3±1.8）cm，AB线内侧（2.3±0.8）cm处。

（7）腓肠外侧皮神经（L_5~S_2前支）：在腓肠肌外侧头由腓总神经分出，出现在股二头肌深面，沿腓肠肌外侧头表面下降，小腿中部穿出深筋膜，分布于小腿远段外侧皮肤。

（8）腓肠内侧皮神经（L_4~S_1前支）和腓肠神经（L_5~S_2前支）：由胫神经分出，伴小隐静脉下降于腓肠肌两头之间，约在小腿中部穿出深筋膜，与腓肠交通神经吻合。改名为腓肠神经。沿跟腱外侧缘下降.经外踝下方达足背外侧，改称为足背外侧皮神经，分布于足及小趾外侧缘的皮肤，达小趾末节基底部。支配小腿后面下部、足及小趾外侧缘的皮肤。

（9）腓浅神经皮支（L_4~S_1前支）：腓浅神经于小腿外侧中、下1/3交界处经腓骨长肌前缘穿深筋膜浅出至皮下，分为足背内侧皮神经与足背中间皮神经。其总分布区域为小腿外侧及足背的皮肤，第1趾蹼及第1、2趾相对缘的皮肤除外。

（10）腓深神经皮支（L_4~S_2前支）：腓深神经在踝关节前分为内、外侧支，内侧支沿足背动脉外侧至第1跖骨间隙，与腓浅神经的内侧支交通，并分为两条趾背神经，分布于第1、2趾的相对缘。

（11）腓肠神经跟外侧支（L_5~S_2前支）：分布于足跟部的外侧。

（12）胫神经跟内侧支（L_4~S_3前支）：在小腿的下端，自胫神经分出，穿屈肌支持带，分布于足跟的内侧皮肤。

（13）胫神经的足底外侧神经皮支（L_4~S_3前支）：胫神经穿屈肌支持带深侧时分成足底内、外侧神经。足底外侧神经与同名动、静脉伴行于足底外侧沟内，达第5跖骨基底时。分成浅支和深支。在未发出深、浅支之前，足底外侧神经还发出一些小的皮支穿跖腱膜，分布于足底外侧的皮肤。此外，由浅支分出两条趾底总神经：外侧一支分布于小趾的外侧缘；内侧支又分为两条趾底固有神经，分布于第4、5趾相对缘。

（14）胫神经的足底内侧神经皮支（L_4~S_3前支）：足底内侧神经与同名动、静脉伴行于足底内侧沟中，足底内侧神经发出一些细小的皮支分布于足底内侧的皮肤。并且先分出趾底固有神经至足趾内侧缘，然后在跖骨基底处，又分出3条趾底总神经，这3条神经行于跖腱膜与趾短屈肌之间，又各分为两条趾底固有神经，分别分布于足底第1~4趾的相对缘皮肤。每一趾底固有神经都发出背侧皮支，绕至足趾中节及末节的背侧，分布于该处的皮肤。

大腿后面的皮神经主干是股后皮神经。股后皮神经从臀大肌下缘的中点处穿出向下直行到腘窝，其间发出多支小分支支配周围的皮肤，分布排列呈叶脉状。皮神经周围的组织较厚、较疏松，皮神经较粗大、较长。

大腿前内侧的股前皮神经和股内侧皮神经较粗、较长，从腹股沟下缘发出多支皮神经干而下行至髌骨处支配股前内侧皮肤。皮神经干上部分支较少，下部有多支小细支，皮神经周围的组织较厚但较疏松，浅筋膜较厚，膜与膜之间有空隙，形成筋膜鞘，但没有腰部等处的明显，内有少量结缔组织，皮神经主干支从中穿过。皮神经干的穿出口由多层的浅筋膜组成，皮神经干从不同的层间穿出，其穿出点都有浅筋膜包绕形成的鞘口。

股外侧皮神经，从髂前上棘下方穿出，发出多支皮神经，向后的皮支较短，向外下方的皮支较长，支配大腿外侧。皮神经从出口向外呈散射状发出，穿出口由层层较厚的浅筋膜组织构成，皮神经从不同层的筋膜间穿出。

小腿内侧的隐神经从深筋膜穿出后发出多支分支，从小腿腘窝处向外侧斜向下分布，支配小腿内侧的皮肤。隐神经的分支多、细，周围的结缔组织较疏松、较薄，不像大腿皮神经有较厚的浅筋膜构成的鞘道。

小腿后面的皮神经干是腓肠神经，腓肠外侧皮神经从腘窝中点发出立直下行走。在小腿后面中部与腓肠内侧皮神经交通，小腿后面的结缔组织较疏松，没有明显的筋膜管通道。

（七）上肢的皮神经穿出点及分布

上肢与颈部、胸部相连。其界限是：上为锁骨上缘外侧1/3，肩峰下为通过腋前、后皱襞在胸壁上的连线；前为三角胸大肌间沟；后为三角肌后缘上份。

1.体表标志

肩部皮下可摸到锁骨、肩峰及肩胛冈。在肩部外侧可见肱骨近侧端和三角肌形成的圆形隆起，当肩关节脱位或三角肌萎缩时，该隆起消失，呈方肩。

臂部前面有肱二头肌隆起，其两侧的浅沟分别称为肱二头肌内侧沟、外侧沟。在肱二头肌内侧沟内可摸到肱动脉的搏动，此处是肱动脉的压迫止血点。肱动脉外侧沟有头静脉通过。

肘部可摸到肱骨内上髁、外上髁和尺骨的鹰嘴，当肘关节伸直时，三者位于一条直线上；当肘关节屈曲90°时，三者形成一等腰三角形。肘关节脱位时，三者正常位置关系发生改变。

肘前部可摸到肱二头肌腱，腱的内侧可摸到肱动脉搏动。

肱骨内上髁与尺骨鹰嘴之间，称尺神经沟，尺神经由此经过。

腕部可摸到尺骨茎突和桡骨茎突。握拳并屈腕时，腕掌侧可见数条肌腱隆起，自桡侧向尺侧依次为桡侧腕屈肌、掌长肌、指浅屈肌和尺侧腕屈肌腱。桡侧腕屈肌腱的桡侧可摸到桡动脉的搏动。

手掌外侧隆起为大鱼际，内侧隆起为小鱼际，中间为掌心。

2.上肢的皮神经解剖

（1）腋神经臂外侧皮支神经（C_5~C_6前支）：腋神经和旋肱后动脉一起穿四边孔后，在三角肌后缘中点，紧靠肱骨外科颈绕其后面分为前、后支。其中，后支分出臂外侧皮支神经，在三角肌后缘中、下1/3交点处穿出深筋膜，分布于三角肌区及臂外侧上部的皮肤。

（2）臂内侧皮神经（C_8-T_1前支）：为由臂丛分出至臂的神经中最短小者，起于内侧束。有90%起于C_8~T_1，也可单独起至T_1。此神经先经过腋动、静脉之间，向远侧继行于腋静脉内侧，与肋间臂神经相交通。沿着肱动脉及贵要静脉内侧向远侧行，约到上臂的中点处，穿固有筋膜至浅筋膜内，分布于臂内侧下1/3的皮肤。

（3）桡神经臂后皮神经（C_5~C_8前支）：为桡神经在腋窝的分支，横过背阔肌肌腱，经肋间臂神经后侧，绕肱三头肌长头下行，约在臂后中点高度穿固有筋膜至臂的后内侧，分布于臂后三角肌以下至肘后的皮肤。

（4）桡神经臂外侧下皮神经（C_5~C_6前支）：为桡神经穿肱骨肌管内所发出的前臂背侧皮，神经的上支，在约平臂中、下1/3交界处穿出深筋膜，分布于臂外区下份的皮肤。

（5）前臂外侧皮神经（C_5~C_7前支）：前臂外侧皮神经为肌皮神经的终支。肌皮神经于胸小肌下缘自臂丛外侧束发出，其中包含C_5、C_6前支的纤维，约有50%的情况此神经可有C_4及C_7前支的纤维参加。肌皮神经下行至肱二头肌腱的外侧，穿固有筋膜，继续下降于前臂，成为前臂外侧皮神经，经肘正中静脉及头静脉下侧，沿前臂外侧下降，分布于前臂外侧的皮肤。

（6）前臂内侧皮神经（C_8~T_1前支）：起于臂丛内侧束，经过腋动、静脉之间达上臂，位于肱动脉前面转至其内侧；在上臂的中、下1/3交界处，该神经与贵要静脉共同穿上臂固有筋膜，至浅筋膜，分布于前臂内侧皮肤。

（7）桡神经前臂后皮神经（C_5~C_8前支）：为桡神经在肱骨肌管内所发出的前臂背侧皮神经的下支，约平臂中、下1/3交界处穿出深筋膜。分布于前臂后面的皮肤、腕后的皮肤及桡神经浅支与尺神经手背支所分布区域的中间部分。

（8）桡神经浅支（C_5、C_6前支）：为感觉支，自旋后肌表面，循桡动脉外侧缘下降，过旋前圆肌止点的前方下行，在前臂可分为深、浅两段。桡神经浅支进入前臂后，依次跨过旋后肌、旋前圆肌、指深屈肌和拇长屈肌的前方，此段为肱桡肌所掩盖，故称深段，在前臂中、下1/3交界处，桡神经浅支经肱桡肌腱后缘浅出，穿深筋膜居皮下，称为浅段。桡神经浅支在手背分为5支，分布于手背和指背桡侧，在腕前部上方的桡侧发出的皮支至腕前部及鱼际桡侧的小部皮肤。其在前臂中1/3浅出者占83.3%，在前臂下1/3浅出者占16.7%。

注：体表浅出点，设肱骨外上髁最突出点为A点，桡骨茎突部为B点，桡神经浅支浅出处的体表定位为距B点的距离为6.3~10.2cm，距AB线内侧的距离为0~0.8cm，其中23.3%（7例）浅出处就在AB线上。

（9）尺神经浅支（C_8~T_1前支）：尺神经主干在豌豆骨的桡侧分为深、浅两支，浅支在血管内侧。尺神经浅支又分两支：一支为指掌侧固有神经，分布于小掌侧的尺侧缘皮肤。另一支为指掌侧总神经，在掌腱膜深侧，该支又分为两支，分布于环指与小指掌侧的相对缘皮肤，并转至背侧，分布于该两指中及末节背侧的皮肤。

（10）尺神经手背支（C_7~T_1前支）：在腕关节近侧约5cm自尺神经发出，经尺侧腕屈肌及尺骨之间，转向背侧，下行达手背，于此发出多数小支分布至手背尺侧半皮肤，并与臂内侧皮神经及桡神经的浅支结合。于腕关节背侧分为3条指背神经，一支达小指的尺侧缘，一支分布于环指与中指的相对缘。其分布于小指背侧的神经，到达末节指骨的基底；环指背侧的神经，到达中节指骨的基底。该二指背侧的其余部分，由指掌侧固有神经支配；而环指中节及末节背侧的桡侧半部，则由正中神经的指掌侧面有神经支配。

（11）桡神经掌皮支（C_6~C_8前支）：细小，在腕前部上方分出，经桡侧腕屈肌腱与掌长肌腱之间穿深筋膜至皮下，分布于鱼际根部的皮肤。

（12）尺神经掌皮支（C_8~T_1前支）：在前臂中部分出，也可从腕前部尺神经的桡侧，分布于腕部及小鱼际根部尺侧1/4的皮肤。

（13）正中神经的掌皮支（C_5~C_8前支）：是一小支，多起至正中神经的尺侧，在腕横韧带的近侧发出，经桡侧腕屈肌及掌长肌之间下降，跨过腕横韧带表面，穿出固有筋膜，分为内、外两支。内侧支分布于手掌中部的皮肤，与尺神经的掌皮支吻合；外侧支分布于鱼际的皮肤。

（14）指掌侧总神经：共3支，在掌浅弓处可找到，在掌骨小头处分为7支指掌侧固有神经，分布于桡侧的三个半指掌侧及其中、远节指骨背面的皮肤。

上肢主要有臂外侧上皮神经、臂内侧皮神经、桡神经、臂后皮神经、桡神经臂外侧下皮神经、前臂外侧皮神经、前臂内侧皮神经、桡神经前臂后皮神经及桡神经浅支、尺神经浅支等。上肢皮神经周围的结缔组织较少，没有明显的筋膜鞘管。

三、皮神经的解剖特点及其与卡压的关系

（一）皮神经行程与周围组织结构

四肢的皮神经从深筋膜穿出后，行走于深筋膜浅层，有一薄层疏松结缔组织覆盖，其上覆盖有神经表层，但并不形成侧壁，即不形成包绕神经的鞘管。

颈部、肩部、背部、腰部及臀部的皮神经在穿行浅筋膜过程中，都有一个明显的筋膜鞘（或称筋膜管）。它是由皮神经周围的疏松结缔组织形成的。从浅层剖开鞘后，即破坏了鞘的浅壁，提起神经可见到一条明显的沟槽，此沟槽系鞘的深壁。鞘内含有脂肪组织，部位不同，这种鞘管的结构也不尽相同。

1.颈部

穿行于颈部浅筋膜中的皮神经、耳大神经、颈横神经、枕小神经和锁骨上神经周围的鞘较薄，鞘内脂肪丰富。但行于头部的皮神经，尤以枕大神经明显，在头部的行程中没有明显的鞘管，与皮下脂肪结构关系紧密，行程迂曲。这种结构的缓冲能力较差，易形成高张力性损害。

2.胸背部

胸背部皮神经周围的鞘管较颈部明显，鞘内无脂肪组织，有较多的疏松结缔组织，肉眼看如同拉开的棉絮。在胸部，由于胸廓的稳定性较好，皮神经卡压的发病率较低。但在背部，由于椎间关节和肋椎关节的活动，加之腰背筋膜的致密肥厚，皮神经卡压的发病率较胸部高得多。

3.腰部及臀部

腰部及臀部的皮神经周围的鞘管最明显，也较坚韧，鞘内有脂肪组织；但到了远端鞘管变窄细，鞘内几乎没有脂肪组织，而且这些部位的骨突较多，软组织覆盖相对较少，局部应力相对较集中，是皮神经卡压发病率较高的部位。

（二）皮神经筋膜鞘与皮神经卡压的关系

在解剖中发现，颈部、肩部、背部、腰部及臀部的皮神经在穿行浅筋膜过程中，都有一明显的筋膜鞘（或称筋膜管）。它是由皮神经周围疏松结缔组织形成的，当从浅层剖开鞘后，即破坏了鞘的浅壁，提起神经，则可看到一条明显的沟槽，此沟槽系鞘的深壁。对于肥胖者，深壁为浅筋膜的深层，浅壁为浅筋膜的浅层；而对于消瘦者，深壁就为深筋膜，浅壁就为浅筋膜。鞘内含有脂肪组织，其量多少因人而异，肥胖者多，消瘦者少。因此，消瘦者的皮神经鞘不甚明显。因为皮神经干多为扁形或扁圆形（横断面），故称其为鞘较为贴切。其在人体的分布规律为：基本上位于人体背侧，多在躯干部或近躯干部；多以横向行走，或行程中有转折，即由纵向又转为横向行走。在人体运动时，背侧总是运动的弧顶，这样处于和弧形运动相垂直的背侧皮神经，有被动滑动和牵拉的可能，似需要鞘管保护，使其位置相对恒定。另外背侧又是人体的负重区，可以认为它是皮神经的一种保护装置。正如位于脊髓外的椎管是对脊髓的一种保护一样，由于各种原因引起的椎管狭窄（局部的或广泛的），会形成对脊髓或脊神经根的压迫，进而形成病变。那么，皮神经外的鞘管会不会在某种原因的作用下，如外伤、劳损等造成对皮神经某处的压迫呢？目前还没有这方面的证据。但这些部位是临床上容易出现皮神经卡压的部位。

为什么在常发生卡压的颈、肩、腰、臀等部位的皮神经鞘比较明显，但在较少发生皮神经卡压的四肢，皮神经鞘就不明显？是否因为颈、肩、腰、臀的活动程度大，皮神经也随之受到牵拉或因此移位，久而久之就形成了一个明显的"鞘"，这个鞘既有限制皮神经过度移位的作用，又给了皮神经一定范围的自由活动空间。因此推测，皮神经鞘的存在，是机体自身防止皮神经卡压的适应性装置。

（三）皮神经卡压与皮神经血供的关系

皮神经的血供特点为阶段性血管供应。这些血管到达皮神经时，与皮神经干垂直，并形成神经血管系膜，然后再不断分支，在神经外膜形成链状吻合，形成神经外膜、神经束膜和神经内膜的微血管网。如果认为前述的神经鞘管是皮神经被卡压的结构基础，那么，由于神经血管系膜在鞘内占据一定空间，是最易受卡压之处。受卡压处的皮神经最先受影响的应该是营养血管，其次是神经外膜和神经束膜的微血管网，引起该处神经干的缺血而产生临床症状。当然这还只是一种推测。

在对周围神经卡压的研究中发现，组织缺血对神经损害较为严重。周围神经对缺血的耐受性较差，神经受卡压后，神经干变细，神经表面苍白，呈缺血样变化。尤其是皮神经的末梢部分，没有独立的血液供应系统，更容易遭受缺血的伤害。从这方面就可以更容易地解释骨突部位为什么是皮神经卡压综合征的高发部位。在骨突的表面，覆盖其上的毛细血管网和神经末梢同样承受很高的张力，当这种张力超过了组织的耐受或代偿能力时，毛细血管网的供血和回血能力就下降，神经末梢在承受高张力的物理性刺激的同时，还要承受缺血、缺氧及酸性代谢产物堆积的化学性刺激。日积月累，便形成了皮神经卡压综合征的一系列临床表现。

第二节　皮神经走行与针刺穴位的定位关系

经络是人体气血运行的通路，由十二经脉、奇经八脉、十五络脉、十二经别、十二经筋和十二皮部及分布其间的上千个穴位组成。十二皮部是十二经脉功能活动反映于体表的部位。脏腑经络的病变可以反映到皮部。到目前为止，还不能证实针灸穴位是一个解剖实体，在解剖上它不同于已知的神经、循环结构以及感觉终末器官，但研究表明，只有神经系统完整时针刺才有效。许多报告认为，针刺穴位和浅神经支的部位及感觉终末器官有关系，一般认为大多数常用针灸穴位由浅皮神经支配，围绕或与浅皮神经重叠。

Chi（1973年）报告刺激感觉神经末梢是止痛的基础，他认为不管刺激的穴位是否在经络上，只要刺激部位靠近受累区的神经就有止痛作用。Matzumoto（1974年）发现针刺最有效的区域是躯体神经的浅表区域。Donnette和Fleck（1975年）认为针刺止痛有神经基础，许多经络的分布与外周神经有关。他们还认为针灸穴位位于皮肤和肌肉骨骼感觉终末器官集中的部位，诸如肌梭、Ruffini终球、Meissner小体和游离神经末梢。我们在解剖学研究中发现，皮神经的穿出点与十二皮部的穴位分布有很多相似之处，其分布规律对临床开展铍针疗法有一定的参考价值。

一、手太阴肺经

手太阴肺经起于中焦胃部，向下联络大肠，返回向上沿着胃口上行，通过横膈，入属肺脏，再从喉部横出腋下，沿着上臂的内侧下行于手少阴心经和手厥阴心包经的前面，经肘弯，沿前臂掌侧外缘下行、进入腕部，沿着鱼际出拇指的末端。手太阴肺经上与皮神经关系密切的有中府等10个穴位（图4-1）。

1.中府

【定位】胸前壁外上方，前正中线旁开6寸，平第1肋间隙处。

【解剖】当胸大肌、胸小肌处，内侧深层为第1肋间内、外肌；上外侧有腋动、静脉，胸肩峰动、静脉；布有锁骨上神经中间支，胸前神经分支及第1肋间神经外侧皮支。

2.天府

【定位】腋前皱襞上端水平线下3寸，肱二头肌外缘。

【解剖】肱二头肌外侧，有头静脉及肱动、静脉分支，分布着臂外侧皮神经及肌皮神经。

3.侠白

【定位】天府穴下1寸，肘横纹上5寸。

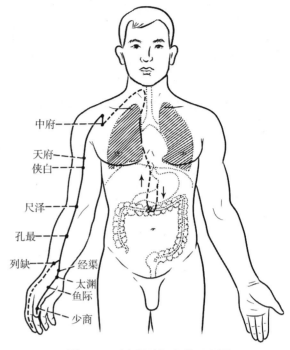

图4-1 手太阴肺经穴位示意图

【解剖】肱二头肌外侧沟中，布有头静脉及桡动、静脉分支；分布着臂外侧皮神经及肌皮神经，当肌皮神经经过处。

4.尺泽

【定位】肘横纹中，肱二头肌腱桡侧。

【解剖】在肘关节，当肱二头肌腱之外方，肱桡肌起始部；有桡侧返动、静脉分支及头静脉；布有前臂外侧皮神经，直下为桡神经。

5.孔最

【定位】尺泽穴与太渊穴连线上，腕横纹上7寸处。

【解剖】有肱桡肌，在旋前圆肌上端之外缘，桡侧腕长短伸肌的内缘；有头静脉、桡动静脉；布有前臂外侧皮神经、桡神经浅支。

6.列缺

【定位】桡骨茎突上方，腕横纹上1.5寸。

【解剖】当肱桡肌与拇长展肌腱之间，有桡动、静脉的分支，浅层布有头静脉前臂外侧皮神经和桡神经浅支。

7.经渠

【定位】桡骨茎突内侧，腕横纹上1寸，桡动脉桡侧凹陷中。

【解剖】桡侧腕屈肌腱的外侧，有旋前方肌；当桡动、静脉外侧处，布有前臂外侧皮神经和桡神经浅支混合支。

8.太渊

【定位】掌后腕横纹桡侧端，桡动脉的桡侧凹陷中。

【解剖】相当于桡侧屈腕肌腱止点处，桡动、静脉的外缘，布有前臂外侧皮神经和桡神经浅支混合支。

9.鱼际

【定位】第1掌骨中点桡侧，赤白肉际处。

【解剖】有拇短展肌和拇对掌肌，血管有拇指静脉回流支，布有前臂外侧皮神经和桡神经浅支混合支。

10.少商

【定位】拇指桡侧指甲角旁约0.1寸。

【解剖】有指掌固有动、静脉所形成的动、静脉网，布有前臂外侧皮神经和桡神经浅支混合支、正中神经的掌侧固有神经的末梢神经网。

二、手阳明大肠经

手阳明大肠经起于食指的末端，沿食指背侧外缘上行于第1、2掌骨之间，沿前臂背侧外缘，进入肘部背侧，再沿上臂的前外缘上行，出肩峰的前边，向上交会于颈部的大椎穴，向下进入缺盆，络于肺，过横膈，属大肠。手阳明大肠经上与皮神经关系密切的有偏历等8个穴位（图4-2）。

1.偏历

【定位】在阳溪穴与曲池穴连线上，腕横纹上3寸。

【解剖】在桡骨远端、桡侧腕伸肌腱与拇长展肌腱之间，有头静脉；掌侧为前臂外侧皮神经和桡神经浅支，背侧为前臂后侧皮神经的末梢。

2.温溜

【定位】在阳溪穴与曲池穴连线上，腕横纹上5寸。

【解剖】在桡侧腕伸肌腱与拇长展肌腱之间，有桡动脉分支及头静脉；布有前臂外侧皮神经和桡神经浅支。

3.下廉

【定位】在阳溪穴与曲池穴连线上，肘横纹下4寸。

【解剖】在桡骨的桡侧，桡侧右腕伸短肌膜及腕伸长肌，深层有旋后肌；有桡动

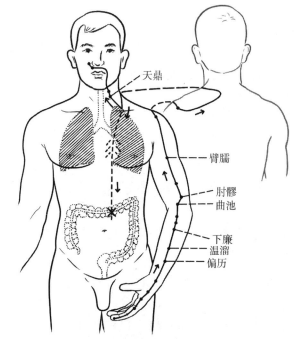

图4-2　手阳明大肠经穴位示意图

天鼎

臂臑

肘髎
曲池

下廉
温溜
偏历

脉分支；布有前臂外侧皮神经和桡神经浅支。

4.曲池

【定位】屈肘，成直角，当肘横纹外端与肱骨外上髁连线的中点。

【解剖】桡侧腕长伸肌起始部，肱桡肌的桡侧；有桡返动脉的分支；布有前臂外侧皮神经，内侧深层为桡神经本干。

5.肘髎

【定位】屈肘，曲池穴外上方1寸，肱骨边缘。

【解剖】在桡骨外上髁上缘肱肌起始部，肱三头肌外缘，有桡侧副动脉；布有前臂外侧皮神经和桡神经浅支。

6.臂臑

【定位】在曲池穴与肩髃穴连线上，曲池穴上7寸处，当三角肌下端。

【解剖】在肱骨桡侧，三角肌下端，肱三头肌外侧头的前缘；有旋肱后动脉的分支及肱深动脉；布有前臂外侧皮神经，深层有桡神经本干。

7.天鼎

【定位】扶突穴直下1寸，胸锁乳突肌后缘。

【解剖】在胸锁乳突肌下部后缘，浅层为颈阔肌，深层为中斜角肌起点；有颈外浅静脉；为副神经、颈皮神经在胸锁乳突肌后缘穿出处，深层为膈神经的起点。

8.扶突

【定位】喉结旁开3寸，当胸锁乳突肌的胸骨头与锁骨头之间。

【解剖】在胸锁乳突肌胸骨头与颈阔肌间隙中，深层为肩胛提肌起始点；在深层内侧有颈升动脉；其周围布有耳大神经、颈横皮神经、枕小神经及副神经。

三、足阳明胃经

足阳明胃经起于鼻旁，交会于鼻根中，在鼻旁会足太阳经，下循鼻外侧，进入上齿龈，返回挟口旁环绕口唇，向下交会于颏唇沟，退回来沿下颌出面部大迎穴，再循下颌角，上耳前，上行经颧弓，沿发际至额中部。其分支从大迎前向下行于颈侧，经颈动脉部循喉咙，入缺盆。过膈属胃络于脾。其直支自缺盆下行乳内，向下挟脐进入气街（腹股沟）中，其另一分支起于胃下口，下循腹里，会于气街，从此下

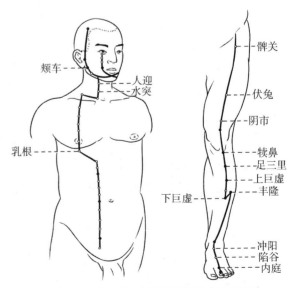

图4-3　足阳明胃经穴位示意图

行至大腿的髀关穴，循股前至伏兔，过膝盖骨循胫骨外缘，经踝前至足背，至足中趾的内侧趾缝，出次趾末端（厉兑）。足阳明胃经上有颊车等15个穴位与皮神经的分布密切相关（图4-3）。

1. 颊车

【定位】下颌角前上方一横指凹陷中，咀嚼时咬肌隆起最高处。

【解剖】在下颌角前方，深层有咬肌；有咬肌动、静脉通过；浅层布有耳大神经、面神经及咬肌神经。

2. 人迎

【定位】喉结旁1.5寸，当颈总动脉之后，胸锁乳突肌前缘。

【解剖】浅层有颈阔肌，在胸锁乳突肌前缘与甲状软骨接触部；有甲状腺上动脉通过，当颈内、外动脉分歧处，有颈前浅静脉，外侧为颈内静脉；浅层布有颈皮神经、面神经颈支，深层有颈动脉球，最深层为交感神经干，外侧有舌下神经降支及迷走神经。

3. 水突

【定位】人迎穴至气舍穴连线中点，当胸锁乳突肌前缘。

【解剖】浅层有颈阔肌，在甲状腺外侧，胸锁乳突肌与肩胛舌骨肌上腹的交叉点；外侧为颈总外动脉；浅层布有颈皮神经，深层为交感神经发出的心上神经及交感干。

4. 乳根

【定位】第5肋间隙，乳头直下。

【解剖】在第5肋间隙，胸大肌下部，深层有肋间内、外肌；有肋间动脉、胸壁浅静脉通过；浅层有第5肋间神经外侧皮支，深层为肋间神经干。

5. 髀关

【定位】髂前上棘与髌骨外缘连线上，平臀沟处。

【解剖】在缝匠肌和阔筋膜张肌之间，深层有旋股外侧动、静脉分周围布有股前皮神经、股外侧皮神经。

6. 伏兔

【定位】在髂前上棘与髌骨外缘连线上，髌骨外上缘上6寸。

【解剖】在股直肌的肌腹中，有旋股外侧动、静脉降支通过；浅层布有股前皮神经、股外侧皮神经。

7. 阴市

【定位】在髂前上棘与髌骨外缘连线上，髌骨外上缘上2寸。

【解剖】在股直肌和股外侧肌之间，有旋股外侧动脉降支通过；浅层布有股前皮神经、股外侧皮神经。

8. 犊鼻

【定位】髌骨下缘，髌韧带外侧凹陷中。

【解剖】在髌韧带外缘，深层有膝关节动、静脉网；浅层布有腓肠外侧皮神经及腓总神经关节支。

9.足三里

【定位】犊鼻穴下3寸，胫骨前缘外2横指处。

【解剖】在胫骨前肌、趾长伸肌之间；有胫前动、静脉通过；浅层为腓肠外侧皮神经及隐神经的皮支分布处，深层为腓深神经。

10.上巨虚

【定位】足三里穴下3寸。

【解剖】在胫骨前肌中，有胫前动、静脉通过；浅层布有腓肠外侧皮神经及隐神经的皮支，深层为腓深神经。

11.下巨虚

【定位】上巨虚穴下3寸。

【解剖】在胫骨前肌、趾长伸肌之间，深层为趾长伸肌；有胫前动、静脉通过；浅层为腓肠外侧皮神经及隐神经的皮支分布处，深层为腓深神经。

12.丰隆

【定位】外踝高点上8寸，条口穴外1寸。

【解剖】在趾长伸肌外侧和腓骨短肌之间，有胫前动脉分支通过；浅层为腓浅神经皮支。

13.冲阳

【定位】在解溪穴下方，拇长伸肌腱和趾长伸肌腱之间，足背动脉搏动处。

【解剖】在趾长伸肌腱外侧；浅层有足背动、静脉及足背静脉网；当腓浅神经的足背内侧皮神经第2支本干处，深层为腓深神经。

14.陷谷

【定位】足背第2、3跖骨关节后凹陷中。

【解剖】在第2跖骨间隙间，有骨间肌附着；浅层有足背静脉网，深层有第2跖骨动脉；布有腓浅神经足背支。

15.内庭

【定位】足背第2趾间缝纹端。

【解剖】深层有足背静脉网，浅层布有腓浅神经足背支。

四、足太阴脾经

足太阴脾经起于足大趾末端，循大趾内侧赤白肉际。可经核骨（第1跖骨头）后，上行内踝之前，循小腿内侧，沿胫骨后面，交出足厥阴肝经的前面，上行于膝关节和大腿的前内侧，进入腹部，属于脾，络于胃，过膈肌，挟食管，连舌根，散布于舌下。足太阴脾经上有太白等9个穴位与皮神经的分布关系密切（图4-4）。

1.太白

【定位】第1跖骨小头后缘，赤白肉际处。

【解剖】在蹬趾展肌中，有足背静脉网、足底内侧动脉及足跗内侧动脉分支；浅层布有隐神经和腓浅神经分支。

2.公孙

【定位】第1跖骨基底部的前下缘，赤白肉际间。

【解剖】在蹬趾展肌中，深层有跗内侧动脉分支及足背静脉网；浅层布有隐神经和腓浅神经分支。

3.商丘

【定位】内踝前下方凹陷中。

【解剖】深层有跗内侧动脉，大隐静脉通过，浅层布有隐神经和腓浅神经分支。

4.漏谷

【定位】三阴交穴上3寸。

【解剖】在胫骨后缘与比目鱼肌之间，深层有屈指长肌；有大隐静脉、胫后动静脉通过；浅层布有小腿内侧皮神经，深层内侧后方有胫神经。

5.地机

【定位】阴陵泉穴下3寸。

【解剖】在胫骨后缘与比目鱼肌之间，前方有大隐静脉及膝最上动脉的末支，深层有胫后动、静脉；浅层布有小腿内侧皮神经，深层内侧后方有胫神经。

6.阴陵泉

【定位】胫骨内侧髁下缘凹陷中。

【解剖】在胫骨后缘和腓肠肌之间，比目鱼肌起点上；前方有大隐静脉、膝最上动脉，最深层有胫后动、静脉通过；浅层布有小腿内侧皮神经本干，最深层有胫神经。

7.血海

【定位】髌骨内上缘上2寸。

【解剖】在股骨内上髁上缘、股内侧肌中间，有股动、静脉肌支通过；浅层布有股前皮神经及股神经肌支。

8.箕门

【定位】血海穴与冲门穴的连线上，血海穴直上6寸。

【解剖】在缝匠肌内侧缘，深层有大收肌；浅层有大隐静脉通过，深层之外方有

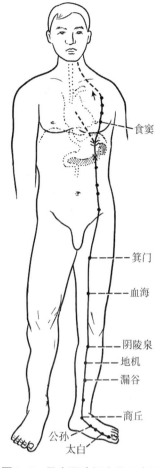

食窦

箕门

血海

阴陵泉
地机
漏谷

商丘

公孙
太白

图4-4　足太阴脾经穴位示意图

股动、静脉通过；浅层布有股前皮神经，深部有隐神经。

9.食窦

【定位】第5肋间隙中，前正中线旁开6寸。

【解剖】在第5肋间隙，前锯肌中，深层有肋间内、外肌；有胸外侧动、静脉，胸腹壁动、静脉通过，浅层布有第5肋间神经外侧皮支。

五、手少阴心经

手少阴心经起于手中，属于心和心系带，下过横膈，络小肠。其支脉从心脏的系带上行挟咽喉，连目系。其直行支从心系退回上行至肺。向下出腋下，沿上臂内侧后缘，行于手太阴肺经和手厥阴心包经之后。下行肘内，循前臂掌侧内缘，到达手掌后锐骨（豌豆骨）之端，进入手掌内侧后，沿小指桡侧出小指之末端，接手太阳小肠经。手少阴心经上有极泉等4个穴位与皮神经关系密切（图4-5）。

1.极泉

【定位】腋窝正中，腋动脉搏动处。

【解剖】在胸大肌的外下缘，深层为喙肱肌；外侧为腋动脉；浅层布有尺神经、正中神经、前臂内侧皮神经及臂内侧皮神经。

2.青灵

【定位】少海穴与极泉穴的连线上，少海穴上3寸，肱二头肌的内侧沟中。

【解剖】当肱二头肌内侧沟处，深层有肱三头肌；有贵要静脉、尺侧上副动脉通过；浅层布有前臂内侧皮神经、尺神经。

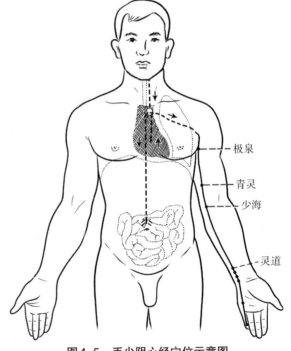

极泉

青灵

少海

灵道

图4-5　手少阴心经穴位示意图

3.少海

【定位】屈肘，当肘横纹内端与肱骨内上髁连线之中点。

【解剖】深层有旋前圆肌、肱肌；中间有贵要静脉，尺侧上、下副动脉，尺侧返动脉通过；浅层布有前臂内侧皮神经，外前方有正中神经。

4.灵道

【定位】腕横纹上1.5寸，尺侧腕屈肌腱的桡侧。

【解剖】在尺侧腕屈肌与指浅屈肌之间，深层为指深屈肌；有尺动脉通过；浅层布有前臂内侧皮神经，尺侧为尺神经。

六、手太阳小肠经

手太阳小肠经起于小指的末端，沿手掌的尺侧上循腕部，出尺尺骨头，沿尺骨内缘直上，行于肘内侧两骨（尺骨鹰嘴和肱骨内上髁）之间，向上循上臂外后缘，出于肩关节，绕肩胛，交会于肩上，入缺盆，络于心，沿食管过横膈，到达胃部，属于小肠。手太阳小肠经上有养老等6个穴位与皮神经的关系密切（图4-6）。

1.养老

【定位】以掌向胸，当尺骨茎突桡侧缘凹陷中。

【解剖】位于尺骨背面，尺骨茎突上方，尺侧腕伸肌腱和小指固有伸肌腱之间；深层布有前臂骨间背侧动、静脉的末支，腕静脉网；浅层布有前臂背侧皮神经和尺神经。

2.支正

【定位】在前臂后区，腕背侧远端横纹上5寸，尺骨尺侧与尺侧腕屈肌之间。

【解剖】在尺骨背面，位于尺侧腕伸肌腱的尺侧缘；深层布有骨间背侧动、静脉；浅层布有前臂内侧皮神经分支。

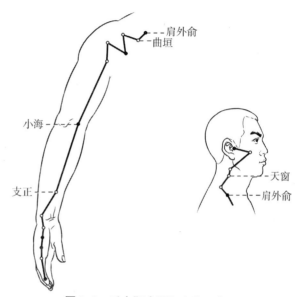

图4-6 手太阳小肠经穴位示意图

3.小海

【定位】屈肘，当尺骨鹰嘴与肱骨内上髁之间凹陷中。

【解剖】位于尺神经沟中，为尺侧腕屈肌的起始部；深层有尺侧上、下副动脉和副静脉以及尺返动、静脉；浅层布有前臂内侧皮神经、尺神经皮支。

4.曲垣

【定位】肩胛骨冈上窝内侧端，约当臑俞与第2胸椎棘突连线的中点取之。

【解剖】在肩胛骨上缘，斜方肌和冈上肌间隙中间；有颈横动、静脉降支通过，深层为肩胛上动、静脉肌支；浅层布有第2胸神经后支外侧皮支、副神经，深层为肩胛上神经肌支。

5.肩外俞

【定位】第1胸椎棘突下，后正中线旁开3寸。

【解剖】在肩胛骨内侧角边缘，表层为斜方肌，深层为肩胛提肌和菱形肌；有颈横动、静脉穿过；浅层布有第1胸神经后支内侧皮支、肩胛背神经和副神经。

6.天窗

【定位】喉结旁开3.5寸，在胸锁乳突肌之后缘。

【解到】在斜方肌前缘，肩胛提肌后缘，深层为头夹肌；有耳后动、静脉及枕动、静脉分支通过；浅层布有颈横皮神经，正当耳大神经丛的发出部及枕小神经。

七、足太阳膀胱经

足太阳膀胱经起于目内眦，上额交会于头顶。其直行主线从头顶入内络于脑，复出并分开下行项后，沿肩胛骨内侧挟脊柱下行至腰部，进入脊旁肌肉，络于肾，属膀胱。其支脉自腰部下行，过臀部进入腘窝；背部又一分支从肩胛内左右分开下行，通过肩胛下，挟着脊柱两旁，经股骨大转子，循大腿后外侧下行，会合于腘窝中。由此向下行，通过腓肠肌内，出于外踝的后面，经第5跖骨粗隆，至小趾外侧端，下接足少阴肾经。足太阳膀胱经上有承光等44个穴位与皮神经的分布关系密切（图4-7）。

1.承光
【定位】前发际正中直上2.5寸，旁开1.5寸。

【解剖】浅层有帽状腱膜；深层有额动、静脉，颞浅动、静脉的吻合网；当额神经外侧支和枕大神经会合处。

2.通天
【定位】承光穴后1.5寸。

【解剖】浅层有帽状腱膜，深层有颞浅动、静脉和枕动、静脉的吻合网，浅层布有枕大神经分支。

3.络却
【定位】通天穴后1.5寸。

【解剖】在枕肌停止处，有枕动、静脉分支通过，浅层布有枕大神经分支。

4.玉枕
【定位】后发际正中直上2.5寸，旁开1.3寸。

【解剖】深层有枕肌和枕动、静脉通过，浅层布有枕大神经分支。

5.天柱
【定位】后发际正中直上0.5寸，旁开1.3寸，当斜方肌外缘凹陷中。

【解剖】在斜方肌起始部外侧缘，深层为头半棘肌，有枕动、静脉干通过；浅层布有枕大神经分支。

6.大杼
【定位】第1胸椎棘突下，旁开1.5寸。

【解剖】浅层有斜方肌、菱形肌、上后锯肌，深层为最长肌；有第1肋间动、静脉后支通过；浅层布有第1胸神经后支的皮支，深层为第1胸神经后支外侧支。

7.风门
【定位】第2胸椎棘突下，旁开1.5寸。

【解剖】浅层有斜方肌、菱形肌，深层为最长肌；有第2肋间动、静脉后支通过；浅层布有第2或第3胸神经后支的内侧皮支，深层为第2、3胸神经后支的肌支。

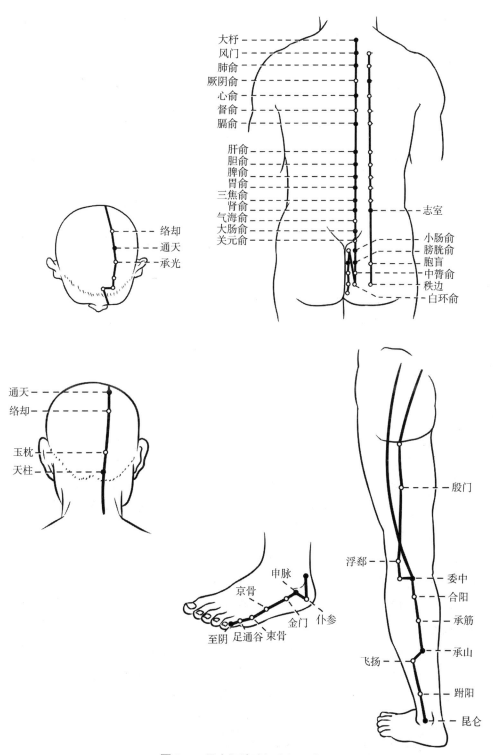

大杼
风门
肺俞
厥阴俞
心俞
督俞
膈俞

肝俞
胆俞
脾俞
胃俞
三焦俞
肾俞
气海俞
大肠俞
关元俞

志室

小肠俞
膀胱俞
胞肓
中膂俞
秩边
白环俞

络却
通天
承光

通天
络却
玉枕
天柱

殷门
浮郄
委中
合阳
承筋
承山
飞扬
跗阳
昆仑

申脉
京骨
金门 仆参
至阴 足通谷 束骨

图4-7　足太阳膀胱经穴位示意图

8.肺俞

【定位】第3胸椎棘突下，旁开1.5寸。

【解剖】浅层有斜方肌、菱形肌，深层为最长肌；有第3、4肋间动、静脉后支通过；浅层布有第3、4胸神经后支的皮支，深层为第3、4胸神经后支的肌支。

9.厥阴俞

【定位】第4胸椎棘突下，旁开1.3寸。

【解剖】浅层有斜方肌、菱形肌，深层为最长肌；布有第4肋间动、静脉后支；浅层正当第4或第5胸神经后支的皮支，深层为第4、5胸神经后支外侧支。

10.心俞

【定位】第5胸椎棘突下，旁开1.5寸。

【解剖】浅层有斜方肌、菱形肌，深层为最长肌；有第5肋间动、静脉后支通过；浅层布有第5或第6胸神经后支的皮支，深层为第5胸神经后支外侧支。

11.督俞

【定位】第6胸椎棘突下，旁开1.5寸。

【解剖】浅层有斜方肌、背阔肌，深层为最长肌；有第6肋间动、静脉后支通过；浅层布有第6或第7胸神经后支的皮支，深层为第6、7胸神经后支外侧支。

12.膈俞

【定位】第7胸椎棘突下，旁开1.5寸。

【解剖】浅层在斜方肌下缘，有背阔肌，深层为最长肌；有第7肋间动、静脉后支通过；浅层布有第7或第8胸神经后支的皮支，深层为第7、8胸神经后支外侧支。

13.肝俞

【定位】第9胸椎棘突下，旁开1.5寸。

【解剖】浅层在背阔肌、最长肌和髂肋肌之间；有第9肋间动、静脉后支通过；浅层布有第9或第10胸神经后支的皮支，深层为第9、10胸神经后支外侧支。

14.胆俞

【定位】第10胸椎棘突下，旁开1.5寸。

【解剖】在背阔肌、最长肌和髂肋肌之间；有第10肋间动、静脉后支通过；浅层布有第10胸神经后支的皮支，深层为第10胸神经后支外侧支。

15.脾俞

【定位】第11胸椎棘突下，旁开1.5寸。

【解剖】在背阔肌、最长肌和髂肋肌之间；有第11肋间动、静脉后支通过；浅层布有第11胸神经后支的皮支，深层为第11胸神经后支外侧支。

16.胃俞

【定位】第12胸椎棘突下，旁开1.5寸。

【解剖】在腰背筋膜、最长肌和髂肋肌之间；有肋下动、静脉后支通过；浅层布有第12胸神经和第1腰神经后支的皮支，深层为第12胸神经和第1腰神经后支外侧支。

17.三焦俞

【定位】第1腰椎棘突下，旁开1.5寸。

【解剖】在腰背筋膜、最长肌和髂肋肌之间；有第1腰动、静脉后支通过；浅层布有第1、2腰神经后支的皮支，深层为第1、2腰神经后支外侧支。

18.肾俞

【定位】第2腰椎棘突下，旁开1.5寸。

【解剖】在腰背筋膜、最长肌和髂肋肌之间；有第2腰动、静脉后支通过；浅层布有第2、3腰神经后支的皮支，深层为第2、3腰神经后支外侧支。

19.气海俞

【定位】第3腰椎棘突下，旁开1.5寸。

【解剖】在腰背筋膜、最长肌和髂肋肌之间；有第3腰动、静脉后支通过；浅层布有第3、4腰神经后支的皮支，深层为第3、4腰神经后支外侧支。

20.大肠俞

【定位】第4腰椎棘突下，旁开1.5寸。

【解剖】在腰背筋膜、最长肌和髂肋肌之间；有第4腰动、静脉后支通过；浅层布有第4、5腰神经后支的皮支，深层为第4、5腰神经后支外侧支。

21.关元俞

【定位】第5腰椎棘突下，旁开1.5寸。

【解剖】在骶棘肌起始部和臀大肌起始部之间，有腰最下动、静脉后支通过，浅层布有第5腰神经后支。

22.小肠俞

【定位】在第1骶椎棘突下，旁开1.5寸。

【解剖】在骶棘肌起始部和臀大肌起始部之间，有骶外侧动、静脉后支通过，浅层布有臀中皮神经、臀下神经的属支。

23.膀胱俞

【定位】在第2骶椎棘突下，旁开1.5寸。

【解剖】在骶棘肌起始部和臀大肌起始部之间，有骶外侧动、静脉后支通过，浅层布有臀中皮神经、臀下神经的属支。

24.中膂俞

【定位】在第3骶椎棘突下，旁开1.5寸。

【解剖】在臀大肌、骶结节韧带下内缘，有臀下动、静脉的分支处通过，浅层布有臀下皮神经。

25.白环俞

【定位】在第4骶椎棘突下，旁开1.5寸。

【解剖】位于臀大肌、骶结节韧带下内缘；有臀下动、静脉通过，深层为阴部内动、静脉；浅层布有臀中和臀下皮神经，深层为阴部神经。

26.殷门

【定位】承扶穴与委中穴连线上，承扶穴下6寸。

【解剖】在半腱肌与股二头肌之间，深层为大收肌；外侧为股深动、静脉第3穿支；浅层布有股后皮神经，深层正当坐骨神经。

27.浮郄

【定位】腘横纹上1寸，在股二头肌腱内侧。

【解剖】在股二头肌腱内侧；有膝上外侧动、静脉通过；浅层布有股后皮神经，正当腓总神经处。

28.委中

【定位】腘横纹中央。

【解剖】位于腘窝正中，浅层有腘筋膜；皮下有腘动、静脉，深层内侧为腘静脉，最深层为腘动脉；浅层有股后皮神经，正当胫神经处。

29.志室

【定位】第2腰椎棘突下，旁开3寸。

【解剖】有背阔肌、髂肋肌；有第2腰动、静脉后支通过；浅层布有臀上皮神经，深层为臀上神经。

30.胞肓

【定位】第2骶椎棘突下，旁开3寸。

【解剖】深层有臀大肌、臀中肌及臀小肌；有臀上动、静脉通过；浅层布有臀上皮神经，深层为臀上神经。

31.秩边

【定位】第4骶椎棘突下，旁开3寸。

【解剖】位于臀大肌、梨状肌下缘；有臀下动、静脉通过；深层有臀下神经，外侧为坐骨神经。

32.合阳

【定位】委中穴直下2寸。

【解剖】在腓肠肌两头之间；有小隐静脉，深层为腘动、静脉；浅层布有腓肠肌内侧皮神经，深层为胫神经。

33.承山

【定位】腓肠肌两肌腹之间凹陷的顶端。

【解剖】在腓肠肌两肌腹交界下端；有小隐静脉，深层为胫后动、静脉通过；浅层布有腓肠肌内侧皮神经，深层为胫神经。

34.承筋

【定位】合阳穴与承山穴连线的中点。

【解剖】在腓肠肌两肌腹之间；有小隐静脉，深层为腓后动、静脉；浅层布有腓肠肌内侧皮神经，深层为胫神经。

35.飞扬

【定位】昆仑穴直上7寸，承山穴处下方。

【解剖】深层有腓肠肌及比目鱼肌，浅层布有腓肠肌外侧皮神经。

36.跗阳

【定位】昆仑穴直上3寸。

【解剖】在腓骨的后部，跟腱外前缘，深层为踇长屈肌；有小隐静脉通过，深层为腓动、静脉末支；浅层布有腓肠神经。

37.昆仑

【定位】外踝高点与跟腱之间凹陷中。

【解剖】深层有腓骨短肌，有小隐静脉及腓动、静脉，浅层布有腓肠神经。

38.仆参

【定位】昆仑穴直下，赤白肉际处。

【解剖】深层有腓动、静脉的跟骨外侧支，浅层布有腓肠神经跟骨外侧支。

39.申脉

【定位】外踝下缘与跟骨之间凹陷中。

【解剖】在腓骨长短肌腱上缘，有外踝动脉网及小隐静脉，浅层布有腓肠神经的足背外侧皮神经分支。

40.金门

【定位】申脉穴与京骨穴连线中点，当股骨外侧凹陷中。

【解剖】在腓骨长肌腱和小趾外展肌之间；有足底外侧动、静脉；布有足背外侧皮神经，深层为足底外侧神经。

41.京骨

【定位】在第5跖骨粗隆前下方，赤白肉际处。

【解剖】在小趾外展肌下方；有足底外侧动、静脉；浅层布有足背外侧皮神经，深层为足底外侧神经。

42.束骨

【定位】第5跖趾关节的近端，赤白肉际处。

【解剖】在小趾外展肌下方；有第4趾跖侧总动、静脉；浅层有第4趾跖侧神经及足背外侧皮神经分布。

43.足通谷

【定位】第5跖趾关节的远端，赤白肉际处。

【解剖】有趾跖侧动、静脉，浅层布有趾跖侧固有神经及足背外侧皮神经。

44.至阴

【定位】足小趾外侧趾甲角旁约0.1寸。

【解剖】有趾背动脉及趾跖侧固有动脉形成的动脉网，浅层布有趾跖侧固有神经及足背外侧皮神经。

八、足少阴肾经

足少阴肾经起于足小趾的下面，斜向足心，出于足然谷（足舟骨）的下面，沿内踝后，分支进入足跟，上行至腓肠肌内，出于腘窝的内侧，上行于大腿的内侧后缘，贯通脊柱，属于肾，络于膀胱。足少阴肾经上有大钟等7个穴位与皮神经的分布关系密切（图4-8）。

1.大钟

【定位】内踝后下方，跟骨上缘，跟腱附着部前缘凹陷中。

【解剖】在跟腱附着部的内前缘；有胫后动脉的跟内侧支通过；浅层布有小腿内侧皮神经，当胫神经的跟骨内侧神经经过处。

2.水泉

【定位】太溪穴（内踝尖与跟腱之间凹陷处）直下1寸。

【解剖】同大钟穴。

3.照海

【定位】内踝下缘凹陷中。

【解剖】在内踝下方，在胫骨后肌腱处；后下方有胫后动、静脉通过；浅层布有小腿内侧皮神经，深部为胫神经本干。

4.复溜

【定位】太溪穴上2寸。

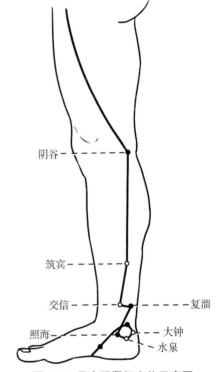

图4-8 足少阴肾经穴位示意图

【解剖】在胫骨后方，比目鱼肌下端移行于跟腱处之内侧；深层前方有胫后动、静脉通过浅层布有腓肠内侧皮神经和小腿内侧皮神经，深部前方为胫神经。

5.交信

【定位】复溜穴前约0.5寸。

【解剖】在胫骨内缘后方、趾长屈肌中；深层前方有胫后动、静脉通过；浅层布有小腿内侧皮神经，深部前方为胫神经。

6.筑宾

【定位】太溪穴上5寸，在太溪穴与阴谷穴的连线上。

【解剖】在腓肠肌内侧肌腹下方移行于跟腱处，下方为比目鱼肌；深层有胫后动、静脉通过；浅层布有腓肠内侧皮神经和小腿内侧皮神经，深层为胫神经本干。

7.阴谷

【定位】屈膝，腘窝内侧，当半腱肌肌腱与半膜肌肌腱之间。

【解剖】在胫骨内髁后方，半腱肌肌腱与半膜肌肌腱之间；有膝上内侧动、静脉通过；浅层布有股内侧皮神经。

九、手厥阴心包经

手厥阴心包经起于胸中，浅出属于心包，通过横膈，历经胸部、上腹部和下腹部，络于三焦。其支脉沿着胸中出于胁部，在腋下3寸处向上至腋窝顶点，循上臂内侧，行于手太阴和手少阴之间，进入肘中，下行于前臂两筋（掌长肌腱和桡侧腕屈肌腱）之间，进入掌中，沿中指桡侧出中指之端，又一支从掌中分出，沿手环指出其端，接手少阳三焦经。手厥阴心包经上有天泉等3个穴位与皮神经的分布关系密切（图4-9）。

1.天泉

【定位】腋前纹头下2寸，肱二头肌的长、短头之间。

【解剖】在肱二头肌的长、短头之间；有肱动、静脉肌支；布有臂内侧皮神经及肌皮神经。

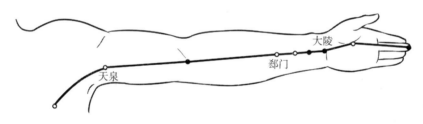

图4-9 手厥阴心包经穴位示意图

2.郄门

【定位】腕横纹上5寸，掌长肌腱与桡侧腕屈肌腱之间。

【解剖】浅层有指浅屈肌，深部为指深屈肌；有前臂正中动、静脉通过，深层为前臂掌侧间动、静脉；浅层布有前臂内侧皮神经，下为正中神经，深层有前臂掌侧骨间神经。

3.大陵

【定位】腕横纹中央，掌长肌腱与桡侧腕屈肌腱之间。

【解剖】在掌长肌腱与桡侧腕屈肌腱之间，有拇长屈肌和指深屈肌肌腱；有腕掌侧动、静脉网；当正中神经本干，浅层布有前臂内侧皮神经。

十、手少阳三焦经

手少阳三焦经起于手环指末端，上行小指与环指之间，循手背上出于前臂背侧两骨之间，上行越过肘尖，循上臂外侧上行至肩部，交出足少阳经的后面，进入缺盆，散布于胸中，散络于心包。向下通过横膈，属于上、中、下二焦。手少阳三焦经上有阳池等7个穴位与皮神经的分布关系密切（图4-10）。

1.阳池

【定位】腕背横纹处，指总伸肌腱尺侧缘凹陷中。

【解剖】有皮下手背静脉网，第4掌背动脉；浅层布有尺神经手背支及前臂背侧皮神经末支。

2.外关

【定位】腕背横纹上2寸，桡骨与尺骨之间。

【解剖】在指总伸肌和拇长伸肌之间，深层有前臂骨间背侧动脉和前臂骨间掌侧动、静脉通过，浅层布有前臂背侧皮神经和骨间背侧神经。

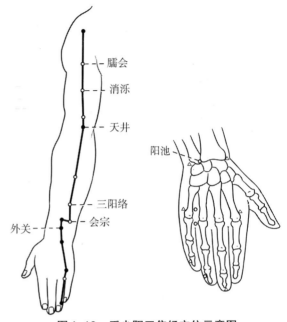

图4-10 手少阳三焦经穴位示意图

3.会宗

【定位】腕背侧远端横纹上3寸，于尺骨的桡侧缘取之。

【解剖】在尺侧腕伸肌和小指固有伸肌之间，深层有食指固有伸肌；下方有前臂背侧骨间动、静脉通过；浅层布有前臂背侧皮神经，深层有前臂骨间背侧神经和骨间掌侧神经。

4.三阳络

【定位】腕背侧远端横纹上4寸，桡骨与尺骨之间。

【解剖】在指总伸肌、拇长展肌起端之间；有前臂骨间背侧动、静脉通过；浅层布有前臂背侧皮神经，深层有前臂骨间背侧神经和骨间掌侧神经。

5.天井

【定位】屈肘，尺骨鹰嘴上1寸许凹陷中。

【解剖】在肱骨下端后面的鹰嘴窝中，尺骨鹰嘴突起上缘，深层有肱三头肌肌腱；有肘关节动、静脉网；浅层布有前臂背侧皮神经和桡神经的肌支。

6.消泺

【定位】肘尖与肩峰角连线上，肘尖上5寸。

【解剖】在肱骨后面，肱三头肌肌腹之间；深层有中副动、静脉末支通过；浅层布有臂背侧皮神经和桡神经的肌支。

7.臑会

【定位】肩峰角下3寸，当三角肌的后缘。

【解剖】在肱骨上端背面，肱三头肌中，有中副动、静脉；浅层布有臂背侧皮神经和桡神经的肌支，深层为桡神经。

十一、足少阳胆经

足少阳胆经起于目外眦，向上到达头角，下行耳后，循颈侧行于手少阳三焦经的前面，至肩上退回交出手少阳三焦经的后面，进入缺盆。其支脉，从耳后进入耳中，出来行于耳前，到达目外眦的后面。又一支脉，从目外眦分开，下行大迎，会合于手少阳三焦经至目下，下过颊车，下行颈部，合于缺盆，从此下行胸中，通过横膈，络于肝，属于胆。沿胸胁里边，出于气街（腹股沟动脉处），绕阴部毛际，横向进入股骨大转子部位。其直行主干从缺盆下行腋下，沿着胸侧，经过季胁，向下会合于股骨大转子部位。由此向下，沿着大腿外侧，膝部外侧，下行腓骨小头前缘，下达绝骨的上端，向下出于外踝的前面，沿着足背进入无名趾的趾缝间。足少阳胆经上有听会等15个穴位与皮神经的分布关系密切（图4-11）。

1.听会

【定位】耳屏间切迹前，颌骨髁状突的后缘，张口有凹陷。

【解剖】有颞浅动脉耳前支通过，深部有颈外动脉及面后静脉分支通过；深层布有耳大神经。

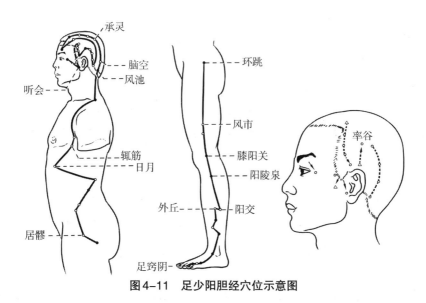

图4-11　足少阳胆经穴位示意图

2.率谷

【定位】耳尖直上，入发际1.5寸。

【解剖】在颞肌中，有颞浅动、静脉顶支通过，布有耳颞神经和枕大神经会合支。

3.承灵

【定位】前发际上4寸，瞳孔直上。

【解剖】在帽状腱膜中，有枕动、静脉分支通过，浅层布有枕大神经分支。

4. 风池

【定位】胸锁乳突肌与斜方肌之间凹陷中，平风府穴处。

【解剖】在胸锁乳突肌与斜方肌停止部的凹陷中，深层为头夹肌；有枕动、静脉分支通过；浅层布有枕小神经分支。

5. 脑空

【定位】风池穴直上1.5寸。

【解剖】在枕肌中，有枕动、静脉分支通过，浅层布有枕大神经分支。

6. 辄筋

【定位】在胸外侧区，第4肋间隙中，腋中线前1寸。

【解剖】在胸大肌外缘，有前锯肌，肋间内、外肌；有胸外侧动、静脉及第4肋间动、静脉通过；浅层布有第4肋间神经外侧皮支。

7. 日月

【定位】乳头下方，第7肋间隙中。

【解剖】在腹外斜肌腱膜中，有腹内斜肌、腹横肌附着；有第7肋间动、静脉通过；浅层布有第7或第8肋间神经。

8. 居髎

【定位】髂前上棘与股骨大转子高点连线的中点。

【解剖】浅层为阔筋膜张肌，深部为股外侧肌；有旋髂浅动、静脉分支及旋股外侧动、静脉升支通过；浅层布有股外侧皮神经。

9. 环跳

【定位】股骨大转子高点与骶管裂孔连线外1/3与内2/3交界处。

【解剖】在臀大肌、梨状肌下缘；内侧有臀下动、静脉通过；浅层布有臀下皮神经；深层有坐骨神经，臀下神经。

10. 风市

【定位】大腿外侧正中，腘横纹水平线上7寸。

【解剖】在阔筋膜张肌下、股外侧肌中，有旋股外侧动、静脉肌支通过，浅层布有股外侧皮神经、股神经肌支。

11. 膝阳关

【定位】阳陵泉穴上3寸，股骨外上髁上方的凹陷中。

【解剖】在髂胫束后方、股二头肌腱前方，有膝上外侧动、静脉通过，浅层布有股外侧皮神经末支。

12. 阳陵泉

【定位】腓骨小头前下方凹陷中。

【解剖】当腓骨长、短肌中，有膝下外侧动、静脉通过，当腓总神经分为腓浅神经及腓深神经处。

13.阳交

【定位】外踝高点上7寸，腓骨后缘。

【解剖】在腓骨长肌附着处，有腓动、静脉分支通过，浅层布有腓肠外侧皮神经。

14.外丘

【定位】外踝高点上7寸，腓骨前缘。

【解剖】在腓骨长肌与趾总伸肌之间，深层为腓骨短肌；有胫前动、静脉肌支通过；浅层布有腓浅神经。

15.足窍阴

【定位】第4趾外侧趾甲角旁约0.1寸。

【解剖】有趾背侧动、静脉，跖趾侧动、静脉形成的动脉网和静脉网；浅层布有趾背侧神经。

十二、足厥阴肝经

足厥阴肝经起于足姆趾上丛毛的边际，向上沿着足背内侧，上内踝1寸处，再由内踝上8寸处交出于足太阴脾经之后，上行腘窝内侧处，沿大腿内侧，进入阴毛，到达小腹部，与胃经并行，属于肝，络于胆。向上通过横膈，分布于胁肋。沿气管、喉咙的后面，向上进入咽峡部，联系目系，上行出于前额，与督脉会合于头顶。足厥阴肝经上有中封等4个穴位与皮神经的分布关系密切（图4-12）。

1.中封

【定位】内踝前1寸，胫骨前肌腱内侧缘凹陷中。

【解剖】有足背静脉网、内踝前动脉通过，浅层布有足背内侧皮神经的分支及隐神经。

2.膝关

【定位】阴陵泉穴后1寸。

【解剖】在胫骨内侧髁后下方，腓肠肌内侧头的上部；深部有胫后动脉；浅层布有腓肠内侧皮神经分支，深部为胫神经。

3.阴包

【定位】股骨内侧髁上4寸，缝匠肌后缘。

【解剖】在股内侧肌和缝匠肌之间，

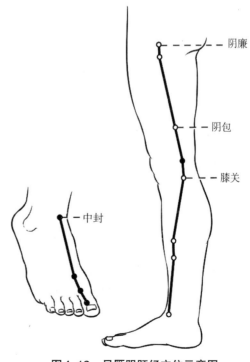

图4-12　足厥阴肝经穴位示意图

有长收肌，深层为短收肌；深部外侧有股动、静脉及旋股内侧动脉浅支通过；浅层布有股前皮神经，闭孔神经浅、深支。

4. 阴廉

【定位】曲骨穴旁2寸，直下2寸。

【解剖】在耻骨结节下方，长收肌起点的上端，其下为短收肌；有旋股内侧动、静脉分支通过，深层为闭孔神较浅、深支。

十三、奇经八脉

奇经八脉包括督脉、任脉、冲脉、带脉、阳跷脉、阴跷脉、阳维脉和阴维脉，其上有哑门等21个穴位与皮神经的分布关系密切（图4-13、图4-14）。

1. 哑门

【定位】后发际正中直上0.5寸。

【解剖】在第1、2颈椎之间，有枕动、静脉分支及棘突间静脉丛分布，浅层位于第3枕神经和枕大神经分布处。

2. 风府

【定位】后发际正中直上1寸。

【解剖】在枕骨和第1颈椎之间，有枕动脉分支及棘突间静脉丛分布，浅层布有第3枕神经和枕大神经之分支。

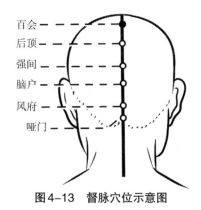

图4-13 督脉穴位示意图

3. 脑户

【定位】风府穴直上1.5寸。

【解剖】在枕外隆凸上缘，左、右枕骨肌之间；有左、右枕动、静脉分支通过；浅层布有枕大神经之分支。

4. 强间

【定位】脑户穴直上1.5寸。

【解剖】在矢状缝和人字缝交界处，帽状腱膜中；有左、右枕动、静脉吻合网分布；浅层布有枕大神经之分支。

5. 后顶

【定位】强间穴直上1.5寸。

【解剖】在帽状腱膜中，有左、右枕动、静脉吻合网分布，浅层布有枕大神经之分支。

6. 百会

【定位】后发际正中直上7寸。

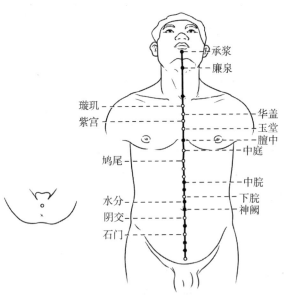

图4-14 任脉穴位示意图

【解剖】在帽状腱膜中，有左、右浅动、静脉吻合网及左、有枕动、静脉吻合网分布，浅层有枕大神经之分支及额神经分支。

7.石门

【定位】脐下2寸，前正中线上。

【解剖】血管同中极穴。浅层布有第11肋间神经前支的内侧皮支（内部为小肠）。

8.阴交

【定位】脐下1寸，前正中线上。

【解剖】血管同中极穴。浅层布有第10肋间神经前支的内侧皮支（内部为小肠）。

9.神阙

【定位】脐中央。

【解剖】有腹壁下动、静脉通过，浅层布有第10肋间神经前支的内侧皮支（内部为小肠）。

10.水分

【定位】脐中上1寸，前正中线上。

【解剖】有腹壁下动、静脉通过，浅层布有第8肋间神经前支的内侧皮支（内部为小肠）。

11.下脘

【定位】脐中上2寸，前正中线上。

【解剖】有腹壁下动、静脉通过，浅层布有第8肋间神经前支的内侧皮支（内部为横结肠）。

12.中脘

【定位】脐中上4寸，前正中线上。

【解剖】有腹壁下动、静脉通过，浅层布有第7、8肋间神经前支的内侧皮支（当胃幽门部）。

13.鸠尾

【定位】剑突下，脐上7寸。

【解剖】有腹壁下动、静脉通过，浅层布有第6肋间神经前支的内侧皮支。

14.中庭

【定位】胸剑联合的中点。

【解剖】有胸廓内动、静脉的前穿支通过，浅层布有第5肋间神经前支的内侧皮支。

15.膻中

【定位】前正中线，平第4肋间隙。

【解剖】在胸骨体上，有胸廓内动、静脉的前穿支通过，浅层布有第4肋间神经前支的内侧皮支。

16. 玉堂

【定位】前正中线，平第3肋间隙。

【解剖】在胸骨体中点，有胸廓内动、静脉的前穿支通过，浅层布有第3肋间神经前支的内侧皮支。

17. 紫宫

【定位】前正中线，平第2肋间隙。

【解剖】有胸廓内动、静脉的前穿支通过，浅层布有第2肋间神经前支的内侧皮支。

18. 华盖

【定位】前正中线，胸骨角的中点。

【解剖】在胸骨柄、体之间，有胸廓内动、静脉的前穿支通过，布有第1肋间神经前支的内侧皮支。

19. 璇玑

【定位】前正中线，胸骨柄的中央。

【解剖】在胸骨柄上，有胸廓内动、静脉的前穿支通过，浅层布有锁骨上神经前支及第1肋间神经前支的内侧皮支。

20. 廉泉

【定位】舌骨体上缘的中央处。

【解剖】在舌骨上方，左、右颏舌骨肌之间；有颈前浅静脉通过；浅层布有颈皮神经的分支，深层为舌根，有舌下神经及舌咽神经的分支。

21. 承浆

【定位】颏唇沟的正中凹陷处。

【解剖】在口轮匝肌下方，下唇方肌和颏肌之间；有下唇动、静脉的分支通过；浅层布有面神经的下颌支及颏神经分支。

十四、经外奇穴

1. 翳明

【定位】翳风穴后1寸。

【解剖】胸锁乳突肌上，有耳后动、静脉通过，浅层布有耳大神经和枕小神经。

2. 安眠

【定位】翳风穴与风池穴连线的中点。

【解剖】在胸锁乳突肌和头夹肌中，有枕动、静脉通过，浅层布有耳大神经和枕小神经。

3. 颈臂

【定位】锁骨内1/3与外2/3交界处直上1寸。

【解剖】有胸锁乳突肌，颈外侧动、静脉之分支通过，浅层布有臂丛神经。

4.臂中

【定位】腕横纹至肘横纹的中点，桡骨与尺骨之间。

【解剖】在掌长肌、桡侧腕屈肌之间，有屈指前肌、屈指深肌；有前臂正中动、静脉通过；浅层布有前臂内侧皮神经，前臂掌侧骨间神经。

5.环中

【定位】环跳穴与腰俞穴连线的中点。

【解剖】臀大肌中；布有臀下动、静脉；浅层有臀下皮神经，深层有臀下神经、坐骨神经。

6.百虫窝

【定位】髌底内侧端上3寸。

【解剖】在股内侧肌中；有股动、静脉通过；浅层布有股神经前皮支，深层有股神经肌支和股支脉。

7.鹤顶

【定位】髌骨上缘正中凹陷处。

【解剖】在髌骨上缘，股四头肌腱中；有膝关节动脉网；浅层布有股神经前皮支及肌支。

8.胆囊穴

【定位】阳陵泉穴下1~2寸处。

【解剖】在腓骨长肌与趾长伸肌处；有胫前动、静脉分支通过；浅层布有腓肠外侧皮神经，深层有腓深神经。

9.阑尾穴

【定位】足三里穴下约2寸处。

【解剖】在胫骨前肌、趾长伸肌中，有胫前动、静脉通过，浅层布有腓肠外侧皮神经、腓深神经。

第三节　触诊与皮神经卡压综合征

一、概述

触诊是临床疼痛性疾病最常用的检查方法。早在《灵枢经》中就有明确记载："若夫八尺之士，皮肉在此，外可度量切循而得之，其死可解剖而视之，其脏之坚脆，腑之大小，谷之多少，脉之长短，血之清浊，气之多少，十二经之多血少气，与其少血多气，与其皆多血气，与其皆少血气，皆有大数。"清·吴谦在《医宗金鉴·正骨心法要旨》中强调："盖一身之骨体，既非一致，而十二经筋之罗列序属，又各不同，故必素知其体相，识其部位，一旦临证，机触于外，巧生于内，手随心转，法从手出。或拽之离而复合，或推之就而复位，或正其斜，或完其阙，则骨之截断、碎断、斜断，筋之弛、纵、卷、挛、翻、转、离、合，虽在肉里，以手扪之，自悉其情。"无不强调了触诊的临床意义。

人体由不同的解剖结构与层次构成，形成了特有的结构复杂性和功能多样性。通过触诊对这些解剖层次和结构的形态特点、生理状态、病理变化、治疗反应进行检测和评估，既是一项重要的基本技能，又是一项有用的诊疗手段。在实际操作中从患者受累部位的皮肤和皮下组织开始检查，应注意局部是否有肿胀、血肿、脂肪的厚度及完整性，局部温度和湿度是增加或减少，如果增加，可能为急性损伤，应进行牵拉试验以评价局部损伤的程度，也可进行皮肤滑动试验以确定是否存在粘连。在此基础上，进一步触诊骨性标志，注意它们的走向、压痛或畸形所在部位。检查脊柱时应注意棘突和横突的排列，注意它们的位置是否对称。触诊肌肉时应注意肌肉的痉挛、肌卫、结节和压痛的部位。当触诊时，肌肉的激发点将疼痛扩散到较远的部位，还要触诊肌腱和韧带，如肿胀或感觉柔软，可能是急性损伤，而痛性结节或索条样包块则可能是慢性损伤。

二、触诊方法

在临床颈肩腰腿痛患者中，最常见的阳性体征是皮下的痛性结节和条索状包块。在触摸到痛性结节时应注意结节大小，质地软硬，表面是否光滑，活动度怎样，与周围组织是否有粘连。尤其应注意与体表的炎性淋巴结相鉴别。在触诊条索状包块时，亦应注意其质地软硬，表面是否光滑，与周围组织是否有粘连，在压痛的同时是否伴有放射痛。最后点击痛对于鉴别皮神经干卡压造成的放射痛与皮神经末梢刺激产生的皮节反应痛有重要价值。

在触诊检查时，首先应注意由表及里，由此及彼，分清解剖层次。皮肤、皮下脂肪、筋膜、肌肉、韧带、关节囊、滑囊，由浅入深，由轻到重，逐层触诊分析，在进行触诊检查时可用单拇指，也可用双拇指检查法。

1.皮肤触诊

皮肤被覆于人体全身表面，与外界环境直接接触，是解剖学和生理学中的重要边界器官。皮肤由表皮和真皮组成，借皮下组织与深部的深筋膜、腱膜或骨膜相连。

皮肤是按摩手法与患者之间直接接触和沟通交流的界面，许多生物信息、反射通路、调节途径均须通过这个界面。皮肤触诊的技术要点是触诊者的手与被触诊的皮肤之间有相对的缓慢摩擦运动（即通常所说的手动皮不动）。做皮肤的触诊时用力要轻巧均匀，移动速度相对缓慢。检查者的手温应保持常温状态，过凉或过热会引起被检查者皮肤产生相应的反应，从而掩盖实际情况。

通过触诊者的手与被触诊的皮肤之间相对的缓慢摩擦运动，触诊者的手可以感觉到被触诊皮肤的温度、表面状态、皮肤的弹性、皮肤的营养状态，以及皮肤的感觉程度，并对获得的信息进行分析判断。

2.筋膜触诊

筋膜是纤维性组织，根据其分布可分为浅筋膜、深筋膜和浆膜下筋膜，浅筋膜是疏松结缔组织，富含脂肪，位于皮下。浅筋膜用于促进肌肉之间的运动，并有绝缘的作用，神经血管束行于浅筋膜内。深筋膜是致密结缔组织，位于浅筋膜下，也可覆盖在头、躯干和肢体。深筋膜是致密坚固的，它有两层，除包裹身体的一些部分外，还有一些分开包裹浅层肌肉，如缝匠肌和阔筋膜张肌。

深筋膜可在不同的肌肉组织间起到相互连接的作用。在一定部位，当肌肉收缩牵拉时，它可提供张力。有些肌肉的起点是在深筋膜。由于筋膜相对无弹性，有些病理因素可造成筋膜内的压力增高（如损伤或炎症）而产生血管、神经、肌肉损伤症状。深筋膜也可出现炎症反应而产生相应的不适和纤维化，纤维化可造成僵硬和活动限制。浆膜下筋膜在胸、腹和盆腔器官周围。

筋膜层的触诊比皮肤层的触诊稍难些，不仅要通过皮肤层后才能感知筋膜，而且还要区分浅筋膜和深筋膜。筋膜层触诊的要点是检查者的手与被检查者的皮肤之间不发生相对摩擦运动（即所谓的皮动肉不动），稍加用力揉动即可感知皮下脂肪层的厚度。在脂肪层的深面可触及完整的肌肉表面轮廓，这便是筋膜层的表面。筋膜层在软组织疼痛性疾病的诊疗中占有重要位置，在触诊的过程中应该注意其厚度、表面张力、弹性、有无结节、包块、条索等。

局部疼痛是筋膜层触诊的主要内容，位于皮肤和肌肉之间的脂肪在脂膜炎的疼痛综合征中起重要作用。有人认为脂筋膜炎是纤维质炎的一种形式。由于关节功能障碍，产生皮肤和浅筋膜、深筋膜及肌肉之间的粘连，在脊柱常常见到这种情况。各种因素引起的筋膜间室内压力增高，如炎性渗出、肌肉痉挛或筋膜挛缩，这种压力在引起肌肉发生缺血性挛缩之前就对各种神经末梢产生了病理性刺激，筋膜表面张力的增高和筋膜间室内压的增高均可对分布于其表面或穿过其间的皮神经产生牵拉或压迫。

痛性结节在慢性劳损性软组织损伤患者中的发生率特别高，仔细的触诊可以辨别其所处的解剖层次多在深筋膜层。质地柔软，表面光滑，活动度好，与周围组织界限清楚，轻柔地按压3~5分钟可自行消散或使其体积缩小。产生的原因目前尚不清楚，可能为增生肥厚的筋膜与其下方紧张痉挛的肌肉的复合体。

条索状包块是慢性劳损性软组织损伤患者的另一个特殊体征，其解剖层次也多位于深筋膜层，以四肢关节的骨突部位多见。包块的表面比较光滑，活动度好，与周围组织界限清楚，有明显的压痛，有时向远近端放射痛，为增生的纤维结缔组织。在关节周围需注意与肌腱及韧带区别。

3.肌肉触诊

触诊主要涉及的是骨骼肌。肌肉触诊难度较大，关键问题在于肌肉对于外力刺激能够产生主动收缩而加以保护，且这种保护反应随着刺激强度的大小及刺激时间的长短而表现不同，造成了肌肉运动的多样性和复杂性。这就要求我们在做肌肉触诊时要注意以下几点：①手法的力度要由轻到重。②手法的作用时间要均匀徐缓。③肌腹肌腱区别对待。④主动运动与被动运动结合。

如果触诊的方法正确，可以触摸到筋膜间隔包裹的肌束。

（1）肌肉外形的触诊：肌肉的纤维排列结构有3种形式；一种是平行排列，肌纤维与肌肉的长轴平行或近似平行，这型肌肉包括许多呈带状、梭状的肌肉，如胸锁乳突肌、菱形肌、腹直肌、肱二头肌、半腱肌等，这类肌肉一般都跨过两个关节，肌纤维较长但数目较少，主要参与一些动作的启动，起速度杠杆的作用，常发生急性牵拉性损伤。第二种是倾斜排列，肌纤维与肌肉的长轴倾斜排列，状如羽毛，故称羽状肌或半羽状肌，或呈扇形而称为扇形肌，如趾长伸肌、腓骨长肌、臀大肌等。这类肌肉主要功能是负重、维持姿势、稳定肢体，一般跨过一个关节，起力量杠杆的作用。常发生慢性劳损性损伤或静力性损伤。

肌肉是依其作用为特征的，在触诊肌肉时要注意分析参与每个动作的肌肉的作用。哪些肌肉属于主动肌，哪些肌肉属于拮抗肌而抵抗主动肌的活动，哪些肌肉属于协同肌而支持主动肌的作用。

（2）肌肉疼痛的触诊：当感受疼痛的游离神经末梢受到伤害性刺激，可反射性地引起相应肌肉急剧或持续收缩，即所谓的保护性反射。疼痛和压痛发生在肌腹内。肌肉收缩造成肌肉内压增高，肌肉等长收缩比等张收缩肌内压增高更为明显。研究发现，肌肉的强力等长收缩引起肌肉内的小血管萎缩和肌纤维撕裂。如由损伤导致的颈肩部所有肌肉同时急剧收缩能引起伴有肌肉撕裂或无肌肉撕裂的肌内压过度增高，结果产生一种慢性变化，引起痛性"肌炎"。

肌肉劳损性局部疼痛引起的肌紧张是一种慢性反射性肌紧张，是患者在"不知不觉"的过程中形成的。它的特点是局部几块肌肉同时发生紧张，尤其是维持姿势的羽状肌、半羽状肌和扇形肌，与急剧肌肉收缩造成的肌肉拉伤迥然不同。当肢体处于静力状态时，持续性肌肉收缩会导致紧张性肌炎。等长收缩时，所有参与动作的肌肉同时收缩。肌紧张的原因不论是由于精神紧张，还是由于不良姿势，疼痛的原因都是缺血。肌肉收缩时，肌内压增高，血管被压缩并阻断肌肉的血循环，而收缩的肌肉还在做功，代谢产物堆积，组织缺血、缺氧，产生疼痛。众所周知，剧烈的肌肉锻炼能使肌肉疼痛。停止锻炼后，疼痛可持续数小时甚至数日。

（3）肌肉紧张的触诊：实验证明，肌肉强力收缩时，用高灵敏度的肌电图仪能描绘出"疲劳曲线"，曲线显示最大的自由收缩波幅减低，肌纤维不能松弛。后一现象据认为系肌肉细胞处于兴奋或应激状态之故。肌肉一旦全部收缩，自动的松弛便不能发生，因而肌肉处于持续收缩状态，使肌肉高压不能缓解。这种不间断的压力使缺血加重，进一步产生代谢产物，后者进一步引起刺激，并进一步促进肌肉收缩，形成恶性循环。

4.骨关节触诊

骨是体内坚硬的器官，主要由骨组织构成。骨的表面覆盖一层骨膜，内藏骨髓，有独立的血管及神经。全身共有206块骨，可分为颅骨、躯干骨和四肢骨3种。骨块之间借关节及韧带联结成骼，形成坚硬的骨架，能维持体形，支撑体重，保护脏器。当骨骼肌收缩时，可起杠杆作用，从而产生运动。

骨关节在解剖层次方面处于最深层，但由于所处的部位不同，表面覆盖的软组织厚度不同，其触诊的要求亦不尽相同。有些骨突、骨嵴位于皮下，是很好的骨性标志，在这些部位触诊就要注意其周围的解剖关系。有些骨骼位于肌肉的深层，如股骨干，靠直接触诊就比较困难，需要一些特殊的轴向敲击或牵拉来进行检测。在骨关节触诊过程中应注意以下要点。

（1）主动活动检查：是患者在无外界干扰下独自活动关节，检查有关关节的可收缩结构（肌肉）和不可收缩结构的状态，评价关节活动的质和量。

（2）被动活动检查：如果患者的关节主动活动受限，可利用被动活动试验进一步分析活动受限的原因。当进行被动活动检查时，患者应处于一种完全放松、舒适的体位，在没有内在阻力的情况下由检查者施力被动活动关节。如果患者的活动达不到正常范围，检查者应该注意感觉受限的组织，这种感觉又称为终末感觉（终末点）。如果终末感觉是硬的则为骨性，突然而固定的则为韧带性，近似软组织或有弹性的终末感觉多为肌腱性。疼痛也可能是活动受限的因素，但检查者将感到组织不是限制活动的原因，而是患者主动地防止进一步活动，是一种空虚的终末感觉。如果感觉到结构性阻力出现前发生疼痛，可能为急性损伤，是患者的本能保护性反应。如果疼痛出现前即发生结构性阻力，应考虑为慢性损伤，是活动牵拉结构引起不适。

（3）阻力活动检查：如果患者的关节主动活动不受限，可利用阻力活动试验进一步分析作为疼痛原因的肌肉肌腱单位。阻力活动试验是在中立位进行肌肉等长收缩，在患者逐渐收缩肌肉的过程中，检查者逐渐增加阻力至引发局部疼痛症状。其结果可用肌力的强弱和疼痛的有无来表示：①肌力强而有疼痛反应可能是肌肉或肌腱的某一部分损伤。②肌力弱而无疼痛反应可能是肌肉或肌腱完全断裂或支配该肌肉的神经断裂。③肌力弱而且有疼痛反应可能为较大的损伤如骨折。④肌力强而无疼痛反应可能为正常组织。

（4）被动辅助活动检查：辅助活动是关节伴随主动或被动活动同时自身进行的活动，按照关节面的范围进行滚动、旋转和滑动的联合运动。被动辅助活动是在完全脱离肌肉收缩、不在患者的支配控制下由检查者对受检关节进行推拉旋转，进而评价分离关节表面时关节的松弛程度。

对于骨关节的触诊要注意对其进行结构检查，即对患者在静态下进行触诊，从中获得有关结构方面的相关信息。正常的姿势是通过平衡、强壮、对称和可收缩的肌肉，完整的韧带，自由活动的筋膜，正常功能活动的关节，良好的姿势习惯来维持的。姿势排列的改变可能继发于结构的畸形、关节的退变、骨的损伤、重力的改变、关节的失稳、不良姿势习惯或疼痛。任何骨关节的结构异常都可造成局部力学的失衡，使一侧的肌肉变长或变短，导致肢体的活动效率减低。结构检查有助于了解患者的骨关节受到过度使用或损伤的原因。

三、触诊的逻辑思维

1.由表及里、由此及彼的联系观点

建立由表及里、由此及彼的联系观念是要解决的第一个难题。比如常见的结节或包块的触诊，首先要分清位于哪个层次，于是就总结出触诊皮肤、脂肪、筋膜、肌肉和骨关节的技术要点：即手动皮不动、皮动肉不动、肉动骨不动；其次，要分清它们的质地，用前额、鼻尖和嘴唇的硬度来说明其结构是骨性、软组织性或囊性；再次，要初步确定它的性质是良性还是恶性，需要进一步了解这个结节或包块的压痛、活动度、与周围组织的关系、生长时间的长短、生长速度的快慢等。通过一个部位的触诊，联系到解剖、病理、诊断、鉴别诊断及临床治疗等多方面知识。

2.由轻到重、由静到动的变化观点

由于人体健康和疾病状态的复杂性，决定了手法变化的多样性，如何使按摩手法做到安全、有效、规范，是按摩培训的核心内容。首先，要强调的是手法作为一种外力刺激，要遵循其内在的客观规律，把握好力的大小、方向、作用点和作用时间，准确判断力的变形效应和速度效应。其次，要掌握手法力量的轻重、作用时间的长短、作用频率的快慢、作用部位的变化而产生的不同的治疗和保健作用。最后，达到熟练掌握各种手法，在实际工作中由轻到重、由静到动、动静结合，科学合理地运用各种手法。

3.由慢到快、循序渐进的时间观点

一个概念的讲述、一个机制的解释、一个动作的模仿、一个技术的掌握，都需要由浅入深、由慢到快、多次反复、循序渐进的过程。很多在健全人属于一目了然的事情，在盲人按摩职业培训时则需要耐心重复和对其认知程度判断。

4.建立点、面和体的空间观点

建立由点到面、由面到体的空间观点不但是一种认知的方法，而且也涉及对各种基础和临床知识的综合运用。同样是痛点在临床各科涵盖的意义各不相同。

想要在脑海中形成一个清晰的疾病的概念，就需要结合大量的临床疾病实例，进行条分缕析，从最基本的疼痛反射弧开始，首先讲清楚感受器、传入神经、中枢、传出神经、效应器的不同作用。然后讲述末梢痛、神经纤维痛、神经干痛、神经根痛、脊髓传入通路痛、皮层痛等的不同特点，最后联系不同的组织、器官和系统疾病所产生的原位痛、牵涉痛、放射痛、放散痛等，不断地扩大知识范围，从一个痛点引申到各种疾病的诊断和鉴别诊断。再通过各临床学科的反复刺激，最终达到学会从现象看本质、由个别到一般、由触觉和听觉的表象到理性思维判断的认识问题方法。

技法篇

第五章

铍针的操作方法

一、铍针治疗常用的手法

1. 疾刺法

疾刺法主要用于针刺躯干、腰背、四肢的皮神经卡压点。医者左手拇指按压在诊断明确的皮神经卡压点的旁边，右手用腕力将铍针按预定好的尺度直接垂直刺入卡压点，不捻转，不留针，疾刺速拔（图5-1）。进针深度要视患者的胖瘦、病变部位，以及轻、中、重的不同压痛点，因人、因病而异，灵活应用，一般进针深度为3~5mm。

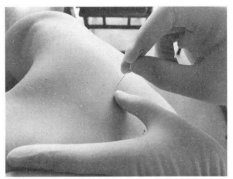

图5-1　疾刺法

2. 点刺法

点刺法主要用于卡压处肌肉组织较薄的头部及四肢末梢。医者左手拇指按压在诊断明确的皮神经卡压点旁，右手持铍针垂直在卡压点上将针尖点刺，不留针，轻点后即迅速出针（图5-2）。一般进针较浅（不超过0.5cm）。

3. 刺割法

刺割法主要适用于卡压后有条索形成的

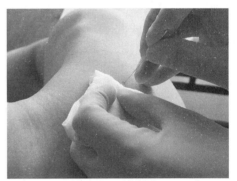

图5-2　点刺法

皮神经卡压综合征。医者持针刺入预先选定的部位（部位一定要准确）达一定深度后（图5-3），用针头的刀刃来回划割一下，通常划动度在1cm左右，以划破条索为目的，动作要轻巧灵活，不可粗暴。

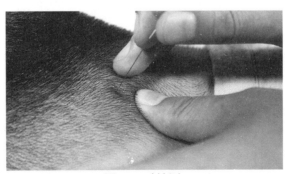

图5-3　刺割法

二、铍针治疗的步骤

1.第一步

采用疾刺法，右手迅速将针刺入诊断明确的卡压部位并一次到位（图5-4）。

2.第二步

采用手法辅助，即用左手拇指在按压疾刺后，继而更换捏拿、收放、弹拨等手法，使局部组织放松，以减少阻力，并且初步让铍针与卡压的条索接触，确保铍针刺入的准确性（图5-5）。

3.第三步

在前两步的基础上采用刺割法（图5-6）。

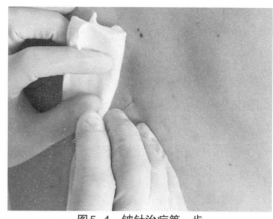

图5-4　铍针治疗第一步

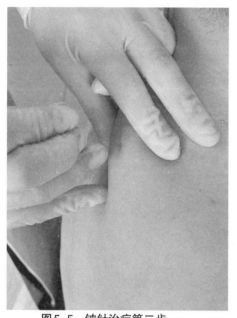

图5-5　铍针治疗第二步

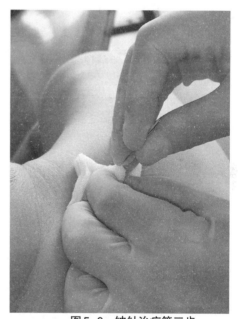

图5-6　铍针治疗第三步

松解皮神经卡压时，将铍针在压迫点做局部松解或减压，使得症状明显改善。在用铍针做松解时，要注意保护神经和神经束的血管，有助于神经功能的康复。因此与其他疗法相比，具有不需麻醉、创口小、无痛感、术中对神经周围组织的损伤少、术后神经周围形成的瘢痕小、症状改善明显等优势，且铍针是用钛合金所制成，与其他金属材料相比，具有硬度高、中温性能良好、耐腐蚀、经久耐用等显著优点。铍针在皮神经卡压综合征中的应用，综合了其他疗法（尤其是小针刀疗法）的优点，取其长而去其短，不但适合国内基层医疗单位推广应用，而且在海外也得到了一定范围的应用。

三、铍针治疗的操作程序

铍针疗法的临床应用包括以下程序：定位—消毒—进针—松解—出针。

1.定位

触诊找到体表压痛点后，用指端垂直向下做十字压痕，注意十字压痕的交叉点对准压痛点的中心。

2.消毒

用碘伏或乙醇－碘酒－乙醇常规消毒皮肤，其范围略大于治疗操作范围的2倍。

3.进针

有点刺法和弹刺法两种。

（1）点刺法：术者一只手拇、食指捏住针柄，另一只手拇、食指用无菌干棉球或无菌纱布块捏住针体，针尖对准皮肤十字压痕的中心，双手骤然向下，使铍针快速穿过皮肤（图5-7）。当铍针穿过皮下时，针尖的阻力较小，进针的手下有种空虚感；当针尖刺到深筋膜时，会遇到较大的阻力，持针的手下会有种抵抗感。根据不同的病情，进行松解针法。

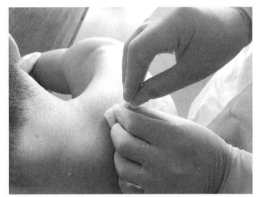

图5-7　点刺法操作图示

（2）弹刺法：术者一只手捏住套有塑料套管针的针体，针尖对准十字压痕的中点，垂直下压套管，另一只手的拇、中指端相对，中指指甲对准针尾，用力弹击露在套管外的针尾，使其瞬间穿过皮肤，然后取下套管，再逐层进针（图5-8）。

4.松解

松解是整个治疗的关键步骤。松解的目的是减低皮神经通过的周围筋膜张力和筋膜间室内压力，所以针刺的深度以铍针穿透筋膜即可，不必深达肌层，这样可以避免出血及减少术后反应。根据治疗需要，对筋膜层的松解可以采用以下几种方式。

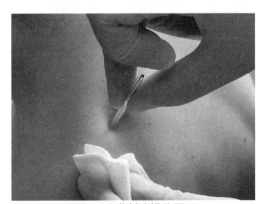

图5-8　弹刺法操作图示

（1）一点式松解：适用于痛点局限、定位准确的病例。铍针的尖端穿过深筋膜即可，患者的局部疼痛常随之消失。

（2）多点式松解：适用于痛点局限但定位较模糊的病例。当铍针的尖端穿过深筋膜后，轻轻上提，将针退出筋膜至皮下，稍微改变进针角度，再穿过筋膜层，可如此重复3次。

（3）线式松解：适用于疼痛范围较大、病程较长、筋膜肥厚且肌肉张力较高的病例。线式松解其实就是沿一个方向的反复连续点刺，形成一条0.5~0.7cm的筋膜裂隙。

5. 出针

完成松解以后，用持针的棉球或纱布块压住进针点，迅速将针拔出，持续按压进针点12分钟，同时询问患者的局部感觉，一般患者原有的疼痛感会减轻或消失。无菌敷料敷盖进针点，24小时内保持敷料干燥、清洁即可。

第六章

铍针治疗的注意事项与宜忌

一、铍针治疗的注意事项

（1）在铍针做松解时要注意保护神经和神经束的血管，注意刀口线在皮肤内的走行，要尽量保持刀口线与神经的走行相一致，有时也需与肌纤维的走行相一致。

（2）铍针治疗时要注意进针深度，一般过深筋膜即止，不可过深，以免伤及深部组织。

（3）在行铍针治疗过程中时，少数病人会有晕针现象，其处理方法和预防措施与普通针灸出现晕针时一样。

（4）铍针出针后，需持续按压出针口0.5~2分钟，以免形成血肿。如形成血肿，小血肿予以加压包扎，并观察血肿有无继续增大即可；如血肿较大，则需抽出瘀血，再加压包扎。

二、铍针治疗的适应证

根据医疗技术应用管理原则要求：以最小的解剖生理干扰获得最好的治疗效果，以最低的社会和生物负担获得最佳的健康保障。根据能坚持物理治疗的不选择药物治疗；能保守治疗的不选择侵入性治疗；能微创治疗的不选择手术治疗的原则确立以下适应证。

（1）经1~2个疗程的保守疗法治疗无效的病例。

（2）经手术疗法治疗后再次形成粘连、卡压的病例。

（3）皮神经卡压综合征首诊明确的病例。

三、铍针治疗的禁忌证

（1）局部软组织存在炎症反应者。

（2）有出血倾向者。

（3）有严重心脑血管疾病或脏器衰竭不能耐受刺激者。

（4）糖尿病患者有肢体缺血或软组织感染倾向者。

（5）意识不清不能配合治疗者。

临床篇

第七章

皮神经卡压性头痛

顽固性头痛多属慢性头痛范畴，临床常见、多发，传统药物治疗疗效欠佳。随着原中国中医研究院博士生导师董福慧教授提出了皮神经卡压综合征的诊断，给临床部分慢性顽固性头痛带来了新的病理认识，并提出运用铍针治疗取得满意疗效。

临证时，常在脏腑经络辨证选穴基础上选用阿是穴治疗。阿是穴的选择多根据头痛的部位，结合头部皮神经的走向与分布，通过触诊技术来定位施术治疗，常收到立竿见影的效果。

第一节　枕大神经卡压综合征

一、相关解剖

枕大神经发自颈2神经后支，绕寰枢关节定位后向上行，在枕外隆突旁，项上线处，穿过半棘肌、斜方肌止点及其筋膜至枕颈部皮肤。枕大神经的分支较多、较大并且互相交织呈网状分布于枕颈部皮肤。

二、病因病理

长期低头工作，颈肌痉挛，深筋膜肥厚，炎症渗出、粘连，可压迫枕大神经。由于枕大神经绕寰枢关节突，当寰枢关节半脱位、脱位时亦可受牵拉或损伤；再者，颈部肌肉，尤其是斜方肌筋膜炎，也可导致此神经受压，产生神经支配区的疼痛，局部淋巴结肿大，也可能是致痛的原因。

三、临床症状

以枕大神经痛为突出症状，多呈自发性疼痛，常因头部运动而诱发，其疼痛为针刺样、刀割样，头部疼痛或咳嗽用力均可诱发疼痛。疼痛发作时常伴有局部肌肉痉挛，偶可见枕大神经支配区有感觉障碍。

四、体征与检查

检查头颈呈强迫性体位，头略向后侧方倾斜，在枕骨粗隆与乳突连线的内1/3处即枕大神经穿出皮下处有压痛，项上线处有压痛，在第二颈椎棘突与乳突连线中点

（风池穴）有深压痛，在其上的项上线处有浅压痛。各压痛点可向枕颈放射，有时在枕大神经分布区尚有感觉过敏或感觉减退（图7-1）。

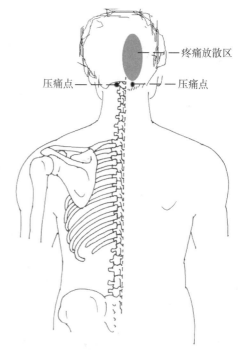

疼痛放散区
压痛点
压痛点

五、鉴别诊断

根据压痛点及感觉障碍区域分布的情况可与枕小神经卡压综合征及耳大神经卡压综合征鉴别，同时本病与落枕相鉴别。

落枕：其病因主要有4个方面：一是肌肉扭伤，如夜间睡眠姿势不良，头颈长时间处于过度偏转的位置；或因睡眠时枕头不合适，过高、过低或过硬，使头颈处于过伸或过屈状态，均可引起颈部一侧肌肉紧张，使颈椎小关节扭错，时间较长即可发生静力性损伤，使伤处肌筋强硬不和，气血运行不畅，局部疼痛不适，动作明显受限等。二是感受风寒，如睡眠时受寒，盛夏贪凉，使颈背部气血凝滞，筋络痹阻，以致僵硬疼痛，动作不利。三是某些颈部外伤，也可导致肌肉保护性收缩以及

图7-1 枕大神经卡压综合征的压痛点及其疼痛放散区

关节扭挫，再逢睡眠时颈部姿势不良，气血壅滞，筋脉拘挛，也可导致本病。四是素有颈椎病等颈肩部筋伤，稍感风寒或睡姿不良，即可引发本病，甚至可反复"落枕"。

六、铍针治疗

1.定位

枕大神经穿出点的位置与足太阳膀胱经的天柱穴定位相似，位于后发际正中直上方0.5寸，旁侧3寸处，在斜方肌外缘凹陷中。该处头皮较薄，触诊比较容易发现痛点及条索状包块。

2.操作

患者取坐位，头伏于桌面或椅背上，做好皮肤标记后常规消毒，垂直颅骨方向进针，针刃与枕大神经走行方向平行（图7-2）。直刺进针深度以穿过深筋膜为度，行多点式松解3~5针。患者常有局部酸胀感向头顶部放散。将针提至皮下按压局部，如果疼痛减轻或消失，即可出针，并用无菌敷料按压进针点2~3分钟结束治疗，保持局部清

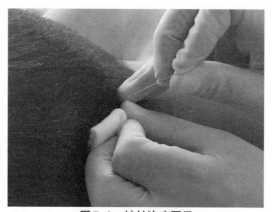

图7-2 铍针治疗图示

洁、干燥24小时。

七、注意事项

（1）局部保暖，避免感受风寒湿邪，以免加重症状。

（2）合理加强颈项部功能锻炼，运动幅度不宜过大。

（3）平时注意调整工作姿势。

第二节 枕小神经卡压综合征

一、相关解剖

枕小神经为颈丛分支，发自颈2，有时有颈3纤维，上行经寰椎横突之前，在胸锁乳突肌后缘向后上方行走，至头下部穿出深筋膜继续上行，分布于枕部及耳郭背面上部的皮肤。

二、病因病理

枕小神经周围的鞘较薄，鞘内脂肪丰富，长期伏案或低头工作，颈肌痉挛，深筋膜肥厚，炎症渗出、粘连，或外伤均可对枕小神经周围的鞘管造成挤压而引起枕小神经卡压综合征。同时，枕小神经周围的鞘管本身的病变亦可造成枕小神经的卡压。

枕小神经卡压综合征属中医"颈部痹证"的范畴，颈项部的急、慢性损伤，局部气血瘀滞不畅，或感受风寒湿邪，痹阻经络，均可引起本病。

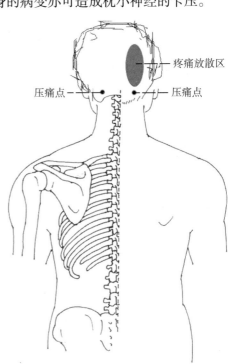

图7-3 枕小神经卡压综合征常见压痛点及其疼痛放散区

三、临床症状

本病多见于成年人，以"枕小神经痛"为主要症状，多呈阵发性，为针刺样、刀割样疼痛，甚至可放射到额部及眼眶，头部活动、咳嗽用力均可诱发疼痛。间歇期为钝痛，颈肌痉挛，头呈僵直位。

四、体征及检查

检查头颈呈强迫性头位，项上线处压痛，枕小神经压痛点（翳明穴）即乳突后缘处压痛，各压痛点可向枕颈放射（图7-3）。枕小神经支配区域即枕部及耳廓背面上部可有感觉过敏或感觉减退，辅助检查无异常，继发于其他疾病者可见相应的检查异常。

五、诊断鉴别

根据压痛点及感觉障碍区域分布的情况可与枕大神经卡压综合征及耳大神经卡压综合征鉴别，同时本病须与偏头痛相鉴别。

偏头痛：是一种常见的慢性神经血管性疾病，多起病于儿童期和青春期，中青年期达发病高峰，女性多见，人群中患病率为5%~10%，常有遗传背景，是临床最常见的原发性头痛类型。临床以发作性中、重度，搏动样头痛为主要表现。头痛多为偏侧，可伴有恶心、呕吐，光、声刺激或日常活动均可加重头痛，安静环境、休息可缓解头痛。女性发病往往与月经周期有关。

六、铍针治疗

枕小神经卡压综合征一般经综合保守治疗多可治愈。

1.定位

枕小神经压痛点的位置与经外奇穴翳明穴的定位相似，位于耳垂后方，当乳突与下颌角之间的凹陷处（翳风穴）后1寸。

2.操作

患者取坐位，头伏于桌面或椅背上，做好皮肤标记后常规消毒，垂直颅骨方向进针，针刃与枕小神经走行方向平行。直刺进针深度以穿过深筋膜为度，行多点式松解3~5针。患者常有局部酸胀感向头侧部放散。将针提至皮下按压局部，如果疼痛减轻或消失，即可出针，并用无菌敷料按压进针点2~3分钟结束治疗，保持局部清洁、干燥24小时（图7-4）。

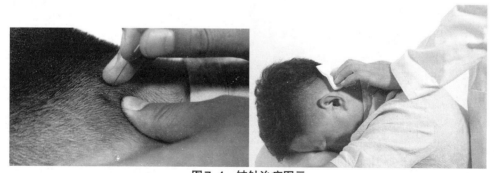

图7-4 铍针治疗图示

七、注意事项

（1）局部保暖，避免感受风寒湿邪，以免加重症状。

（2）合理加强颈项部功能锻炼，运动幅度不宜过大。

（3）平时注意调整工作姿势。

第三节　耳大神经卡压综合征

一、相关解剖

耳大神经为颈丛皮支中最大的分支，由第3颈神经的后支组成。自胸锁乳突肌后缘中点向前上方斜越该肌表面，于胸锁乳突肌浅面向下颌角方向行走，分布于耳廓、腮腺表面及乳突表面的皮肤。

二、病因病理

耳大神经卡压综合征在临床上极为罕见。其压迫可来自外界的机械性创伤和体内的邻近组织的病变如上段颈椎的颈椎病、脊柱结核、骨关节炎、脊髓肿瘤、硬脊膜炎、转移性肿瘤等，也可由上呼吸道感染或扁桃体炎腮腺炎引起。多为急性、亚急性损伤，属中医"颈部伤筋"范畴。急、慢性损伤，局部筋脉受损，气血瘀滞，或感受风寒湿邪，瘀阻经络，均可导致本病。

三、临床症状

患者多为急性、亚急性起病，病程较短。患者一侧枕部疼痛，可向外耳部放射，疼痛可呈持续性钝痛而有阵发性加剧，也可呈间歇性发作。颈部活动，咳嗽、喷嚏时可加剧疼痛。在疼痛发作时常伴有局部的肌肉痉挛，偶尔也可见到此神经支配区的感觉过敏或轻度减退。受冷及天气变化时可加重。

四、体征及检查

（1）枕外隆起处常有压痛。胸锁乳突肌后缘中点压痛明显，疼痛可向颈部放射（图7-5）。

（2）耳大神经支配区域如耳廓、腮腺表面及乳突表面可出现感觉过敏或感觉轻微减退。

（3）颈部活动可无明显受限。

五、鉴别诊断

枕大神经卡压综合征、枕小神经卡压综合征、耳大神经卡压综合征，三者症状及病因病理十分相似，但由于枕大神经、枕小神经、耳大神经所支配的区域不同，压痛点的部位及感觉障碍的分布也不相同，临床上并

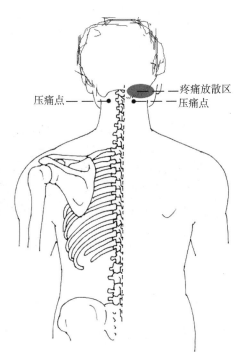

图7-5　耳大神经卡压综合征压痛点及其疼痛放散区

不难区别。

六、铍针治疗

1.定位

（1）天窗穴：位于颈外侧部，胸锁乳突肌的后缘，与喉结相平。耳大神经从此处穿出。

（2）天容穴：位于颈外侧部，当下颌角的后方，胸锁乳突肌的前缘凹陷中。耳大神经从此处穿出浅筋膜。

2.操作

患者取坐位，头伏于桌面或椅背上，做好皮肤标记后常规消毒，直刺进针深度以穿过深筋膜为度，避免刺入胸锁乳突肌（图7-6）。行多点式松解3~5针，按压局部无疼痛或症状改善出针。用无菌敷料按压进针点2~3分钟结束治疗，保持局部清洁、干燥24小时。

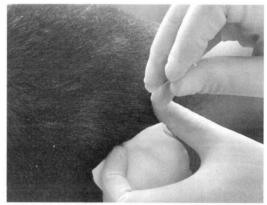

图7-6 铍针治疗图示

七、注意事项

（1）若因炎症引起压迫症状者，要积极配合抗炎治疗。

（2）注意防寒保暖，避免诱因而致症状加重。

第四节 帽状腱膜紧张挛缩综合征

一、相关解剖

额肌与枕肌之间的腱膜，叫作帽状腱膜（图7-7）。帽状腱膜位于颅顶，前连额肌，后连枕肌，紧贴骨膜。此腱膜很坚韧，与颅顶皮肤紧密结合，与颅骨骨膜疏松结合。

二、病因病理

帽状腱膜挛缩是头部浅表劳损或损伤后，在组织修复中帽状腱膜发生的张力变化或瘢痕化挛缩。此病变可引起多种头部不适的症状，临床中与紧张性头痛、功能性头痛及血管神经性头痛类似，多由精神紧张、受寒而诱发。主

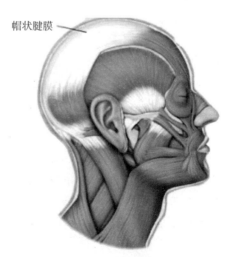

帽状腱膜

图7-7 帽状腱膜图示

要症状为持续性的头部闷痛、压迫感、沉重感，有的患者自诉为头部有"紧箍"感。大部分患者为两侧头痛，多为两颞侧、后枕部及头顶部或全头部疼痛。

此病过去多无明确诊断，随着董福慧教授提出皮神经卡压综合征的诊断，对慢性软组织损伤的病因病理有了新的认识后，对此病才逐渐有了明确认识。

三、临床表现与诊断

（1）主要症状为持续性的头部闷痛、压迫感、沉重感，有的患者自诉为头部有"紧箍"感。大部分患者为两侧头痛，多为两颞侧、后枕部及头顶部或全头部。

（2）头痛性质为钝痛、胀痛、压迫感、麻木感和束带样紧箍感。

（3）头痛的强度为轻度至中度，很少因头痛而卧床不起或影响日常生活者。

（4）有的患者可有长年累月的持续性头痛，有的患者的症状甚至可追溯10~20年。有些患者经常头痛，头痛的时间多于不痛的时间。

（5）受寒、激动、生气、失眠、焦虑或抑郁等因素常使头痛加剧。还有一部分患者，不仅具有肌紧张性头痛的特点，而且还有血管性头痛的临床表现，主诉双颞侧搏动性头痛。

（6）患者多伴有头晕、烦躁易怒、焦虑不安、心慌、气短、恐惧、耳鸣、失眠多梦、腰酸背痛、颈部僵硬等症状，部分患者在颈枕两侧或两颞侧有明显的压痛。

（7）若既有紧张性头痛，又有血管性头痛的临床表现，则可诊断为混合型头痛。

四、铍针治疗

1.定位

枕后腱弓骨纤维管有神经、血管、淋巴结通过。当某种病因使其纤维挛缩或管内容物体积发生改变（如淋巴结肿大等）使其管内压力增高，刺激或压迫管内容物而出现临床综合征。枕后腱弓是神经血管性头痛最常见的压痛点，临床中80%以上的偏头痛患者都有该部位的压痛。

2.操作

患者取坐位，头伏于桌面或椅背上，使颈部前倾45°左右，在胸锁乳突肌与斜方肌凹陷之间，上项线下2cm处（即骨纤维管的体表投影）寻找压痛点。用龙胆紫做好皮肤标记后常规消毒，垂直颅骨方向进针，针刃与枕神经走行方向平行（图7-8）。直刺进针深度以穿过深筋膜为度，行多点式松解3~5针。患者常有局部酸胀感向头侧部放散。将针提至皮下按压局部，如果疼痛减轻或消失，即可出针，用无菌敷料按压进针点2~3

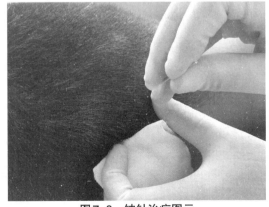

图7-8　铍针治疗图示

分钟后结束治疗，保持局部清洁、干燥24小时。

五、预防

（1）合理安排好患者的工作与休息，对患者进行适当的心理护理，关心体贴患者，帮助患者消除发作诱因，如精神方面要消除紧张、焦虑的情绪，饮食方面避免可疑食物等。

（2）头痛发作者，应观察头痛的性质、时间、程度、是否伴有其他症状或体征，如出现呕吐、视力降低、肢体抽搐等多器质性头痛，应立即送医院或与医生联系，针对病因进行处理。

第八章

颈肩部痛症

颈肩部皮神经卡压综合征临床比较多见。尤其是近年来，随着计算机和网络技术的发展，人们长时间低头伏案工作，使这类疾病的发病率逐年升高。这类疾病多为慢性发病，患者往往不能清楚地陈述病史，且有非常显著的职业特点。由于患者的临床症状错综复杂，因此诊断和鉴别诊断显得尤其重要。

第一节　肩胛上神经卡压综合征

一、相关解剖

肩胛上神经发自颈5、6神经根合成的臂丛上干，走向外后，经肩胛骨上切迹横韧带之下至冈上窝，发自冈上肌支后，绕冈盂切迹至下窝，形成冈下肌支。另有感觉肌支到肩锁关节和肩关节。肩胛上切迹位于肩胛骨上缘，喙突根部内侧，有肩胛横韧带长于切迹上，形成骨纤维孔道，肩胛上神经由此通过，有时肩胛上动脉及静脉共行于此孔道中。

二、病因病理

由于肩胛上神经，有时和肩胛上动脉及静脉共行于肩胛横韧带形成的骨性纤维孔道中，肩胛横韧带的增厚、钙化，使孔道狭窄，可以造成肩胛上神经的卡压。另外，附近软组织病症、囊肿的压迫和外伤造成的创伤及刺激均可导致本病的发生。

三、临床症状

本病多发生于运动员，特别是足球、排球运动员。某些长时间进行手伸向另一侧或肩内收工作者易发生本病。本病以肩部疼痛为主要症状，多呈锐痛，为刀割样，亦可呈钝痛，可为静止痛，夜间较重，也可因运动诱发或加重。痛涉及肩胛部、肩关节、肩背部。冈上肌、冈下肌无力，致肩外展、后旋受限，但三角肌力正常。

四、体征与检查

检查时，按压肩胛冈中点上方，肩胛上切迹处，可有局限性压痛和放射到整个肩胛部的疼痛（图8-1），肩关节最初外展无力，如冈上肌瘫痪，手触冈上窝并主动外展上肢，感觉不到该肌收缩，冈上肌受累时，则后旋无力，且在冈下窝触不到该肌收缩，冈上窝、冈下窝变平。

化验及X线检查对本病诊断无帮助。肌电图检查，可见冈上肌、冈下肌出现纤颤波及正锐波。

五、鉴别诊断

1.肩周炎

肩周炎是以肩关节痛和活动受限为主，被动外展、后伸时疼痛加重。肩痛可感应到手，但无感觉障碍，症状严重者夜间影响睡眠。急性发作时患者不敢卧于患侧，穿衣困难，患侧之手不能洗脸、梳头，不能摸背，肩部肌肉痉挛，以后出现肌萎缩、压痛点不太固定，可发现在肩前方的喙突外侧肱骨结节内沟，肩峰下及肩峰后，可见肩胛肌、冈上肌、冈下肌及三角肌萎缩。有时亦可出现手部肿胀、发凉，手指活动时疼痛不适等。

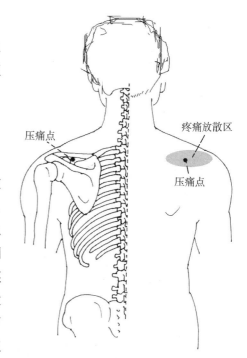

图8-1 肩胛上神经卡压综合征的压痛点及其疼痛放散区

2.冈上肌肌腱炎

压痛点多局限于冈上肌肌腱抵止处大结节顶部，并可随肱骨头的旋转而移动；冈上肌肌腱钙化者，压痛在肱骨头大结节处最明显，存在有"疼痛弧"，且病程久者可见三角肌萎缩。

3.冈下肌损伤

患者自觉肩痛、肩臂痛或颈肩痛，主诉冈下窝部位疼痛者少见。冈下窝内有明显压痛。部分患者肱骨结节间沟处压痛，冈下窝内可触及条索状物。

六、治疗

1.定位

取穴：巨骨、天宗、秉风、曲垣。

巨骨穴在肩上部，当锁骨肩峰端与肩胛冈之间凹陷处。天宗、秉风、曲垣，三者均为手太阳小肠经经穴，与肩胛上神经穿出点的定位相似，解剖其穴区内均有肩胛上神经通过。天宗穴与第4胸椎相平，正坐自然垂臂时在肩胛部，当冈下窝中央凹陷处。秉风穴在天宗穴直上，举臂有凹陷处。曲垣穴在肩胛冈的冈上缘，当膈俞第3~4胸椎棘突连线的中点处。

2.操作

对于系统保守治疗无效或反复发作而局部痛点定位明确者，可行铍针治疗。

患者取坐位，胸部伏于桌面或靠在椅背上。定位准确后做好皮肤标记，常规消毒皮肤。双手持针点刺法进针，进针深度以穿过深筋膜为度，不可进入冈上肌内，多点式松解4~5针（图8-2）。患者常有酸重感，且向周围放射。将针提至皮下，按压至局部疼痛减轻或消失时出针。用无菌敷料按压局部2~3分钟后结束治疗，保持局部干燥、清洁24小时。

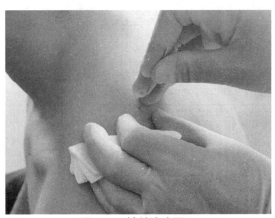

图8-2　铍针治疗图示

七、注意事项

（1）操作者一定要熟悉解剖知识，以免造成患者气胸。

（2）嘱患者慎避风寒，以免加重症状。

第二节　颈横皮神经卡压综合征

一、相关解剖

颈横皮神经由颈2、颈3神经组成，向前内横越胸锁乳突肌的表面，分支呈扇形分布于颌前部皮肤。

二、病因病理

长期处于潮湿、阴冷的工作环境中，或从事会计、文书工作，或长期操作电脑等，长期低头工作姿势会造成颈肌痉挛，深筋膜增厚，炎症渗出、粘连而压迫颈横皮神经。颈横皮神经在胸锁乳突肌后缘中部穿出深筋膜。由于颈横神经比较粗大，且穿出点周围的结缔组织较厚、较坚韧，结缔组织的病变会压迫颈横皮神经，产生神经支配区域的疼痛，局部淋巴结肿大、腮腺炎、扁桃体炎、甲状腺肿大亦可能是致痛的病因。

颈横皮神经卡压综合征属于中医"颈部伤筋"的范畴，多因感受风寒湿邪，瘀阻经络，或急、慢性损伤，局部筋脉气血瘀滞不通而产生。

三、临床症状

患者颈项部肌肉不适、发紧、发板，以钝痛、酸痛为主，可影响肩臂部，上臂部甚至出现后头部不适，可因寒冷、阴雨、气压改变而加重，有时可出现根性痛及放射痛，患侧颈横皮神经支配区域有时可见感觉过敏或感觉减退。

四、体征与检查

检查时可见患者颈部稍直，屈伸因痛而不自然。牵拉受损肌组可引起疼痛，颈项肌感僵硬，痉挛而不松弛。压痛部位多在胸锁乳突肌的后缘及颈椎棘突旁（图8-3）。颈椎活动范围多不受限，压顶、臂丛牵拉多为阴性，颈横神经支配区域可出现感觉过敏或感觉减退，其他检查无明显异常。

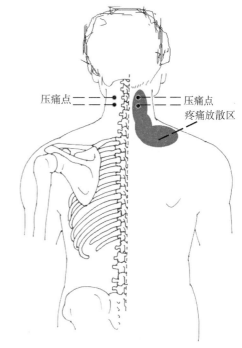

图8-3　颈横皮神经卡压综合征的压痛点及其疼痛放散区

五、鉴别诊断

1.颈椎病

颈椎病可表现为颈僵硬及颈肌痛，但颈椎病有较明显的骨关节改变，且颈椎病多有活动时开始痛、活动后逐渐缓解、无固定肌痛及压痛点等特点。

2.肩胛提肌损伤

患者自觉颈项根部有钝痛、酸沉等不适感，可向头颈部或肩背部放射，严重时可有颈部活动受限，亦可在伏案工作或受凉后症状加重，但肩胛骨内上角有明显压痛点，多伴有硬结和条索状物，部分患者有剥离感。

六、铍针疗法

1.定位

取穴：廉泉、扶突。

廉泉位于颈部当前正中线上，喉结上方，舌骨上缘凹陷处，为颈横神经上支分布处。扶突在颈外侧部，结喉旁，当胸锁乳突肌的前后缘之间，为颈横皮神经穿过深筋膜之处。

2.操作

对于系统保守疗法无效或反复发作者，可行铍针治疗。

患者取坐位，头伏于桌面或椅背上。定位准确后做好皮肤标记，常规消毒皮肤。用弹刺法或点刺法进针，进针深度以透过深筋膜为度。该部位皮肤较厚，以双手持针点刺法进针较稳妥（图8-4）。行线式或多点式松解4~5针。患

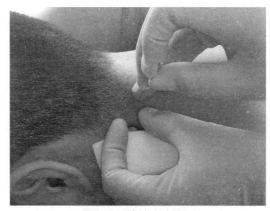

图8-4　铍针治疗图示

者多感觉局部酸重胀且向枕部或背部放散，将针提至皮下，按压至局部疼痛减轻或消失出针。用无菌敷料按压局部2~3分钟后结束治疗，保持局部干燥、清洁24小时。

七、注意事项

（1）应改善劳动和工作环境，改正工作姿势。对于经常需要低头工作的工人，可以通过调节工作台面的斜度以减轻其低头的曲度，定时进行颈部松解活动或自我按摩，以缓解颈肌疲劳。

（2）避免颈部感受风寒，低头工作时，勿以寒风或电扇直吹颈部。

（3）由炎症引起者，应积极抗感染治疗。

第三节　锁骨上神经卡压综合征

一、相关解剖

锁骨上神经发自颈3神经根的前支和颈4神经根的大部分，从胸锁乳突肌深面向后下方穿出，行于颈阔肌深面，至锁骨附近穿至皮下，行向外下方，分成内侧、中间、外侧3组，分布于颈下部侧面、肩部和胸壁上部的皮肤。

二、病因病理

软组织急性拉伤或挫伤治疗不彻底，残留了粘连或瘢痕；或因为长期慢性劳损，造成肌肉或肌腱处于长期紧张状态而出现营养障碍；不良姿势或长期处于一种姿势下会使应力集中于某一处，久之造成局部组织水肿、渗出、粘连；感受风寒湿邪的侵袭，可使局部毛细血管收缩，组织营养障碍，久之局部组织损伤，渗出增多，亦可造成肌肉痉挛，牵拉附近肌群，这些均可导致锁骨上神经的卡压，从而产生锁骨上神经卡压综合征。

三、临床症状

患者多为慢性起病，病程较长，自觉颈肩部有钝痛、酸沉等不适感，以疼痛为主要症状，可为隐痛、胀痛、刺痛，疼痛可为急性发作，伴有肌痉挛和颈僵直，咳嗽时可加重。疼痛可向头颈部或肩背部放射。严重者可有颈部活动受限，其所支配的肌肉如胸锁乳突肌、颈阔肌麻痹，偶见颈下部侧面、肩部和胸壁上部的皮肤出现感觉过敏或感觉减退。上述症状可在受凉或伏案工作后加重。

四、体征与检查

检查时可见患者颈部僵直，颈项肌感僵硬，痉挛而不松弛，肩胛骨内上角有明显压痛感，多伴有硬结和条索状物，部分患者有剥离感（图8-5）。颈部活动可受限，亦可见强迫性头位。单侧发病者，颈项偏向患侧，颈椎前屈，健侧侧屈受限。有时颈下部侧面、肩部和胸壁上部的皮肤可出现感觉过敏或感觉减退。化验基本正常。X线检查对本病无特殊意义。

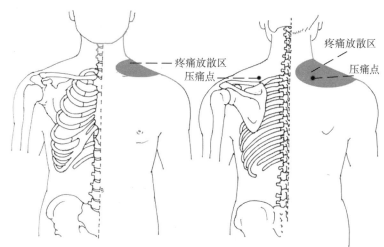

图8-5　锁骨上神经卡压综合征的压痛点及其疼痛放散区

五、鉴别诊断

1.颈椎病

即因颈椎骨关节增生造成的颈僵硬、活动障碍。其症状亦可以颈肩某处痛为主，甚至可延及上肢，但无固定痛点或压痛点，X线片有相应增生改变，颈椎牵引可缓解疼痛。

2.颈椎失稳

颈后痛是颈椎失稳的主要症状之一，失稳导致颈肌痉挛，亦有相似的压痛点。按摩或局部封闭治疗可缓解疼痛。颈椎失稳的主要病因为失稳，低头或劳累后加重。颈椎X线片示有相应的颈椎节段间水平位移和角度位移，改变体位及休息可减轻症状。

六、铍针治疗

1.定位

取臑俞、肩髃、肩髎。嘱患者正坐，自然垂臂，在肩部，当腋后缓缓直上，肩胛冈下缘凹陷中取臑俞穴；然后嘱患者外展上臂平肩，在肩部，三角肌上，臂外展或向前平伸时，当肩峰前下方凹陷处取肩髃，肩峰后下方凹陷处取肩髎。

2.操作

铍针疗法对于本病有非常好的疗效。治疗的关键是定位准确。以肩胛骨内上角为骨性标志。因为肩胛骨的活动范围较大，所以一定要在固定好体位后再寻找痛点，做好皮肤标记。常规消毒皮肤，点刺或弹刺法进针。进针方向垂直肩胛骨内上角骨表面，进针深度可进入肩胛提肌的肌腱附着点（图8-6）。平行肩胛提肌腱的轴向行线式松解3~5针，将针提至皮下，按压局部疼痛减轻或消失后出针。用无菌敷料按压局部2~3分钟后结束治疗。保持局部干燥、清洁24小时。

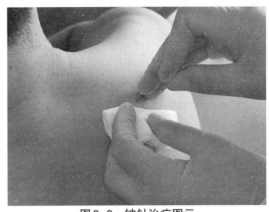

图8-6 铍针治疗图示

七、注意事项

（1）去除可能导致本病复发的因素，改善生活、工作条件，纠正不良的工作姿势。

（2）积极治疗口腔及上呼吸道感染，避免感受风寒。

第四节 肩胛提肌劳损

肩胛提肌损伤在临床中常见，但多未引起人们重视，常被误诊为颈椎病或肩周炎，从而影响其疗效。

一、相关解剖

肩胛提肌，位于颈项两侧，肌肉向上部位于胸锁乳突肌深侧，下部位于斜方肌的深面，为一对带状长肌，起自上4块颈椎的横突，肌纤维斜向后下稍外方，止于肩胛骨上角和肩胛骨脊柱缘的上部。由肩胛背神经支配。

肩胛提肌有上提肩胛骨并使肩胛骨下回旋的作用，是颈椎负担很重的一块肌肉。肩胛提肌不应强化。这块肌肉过分紧张会使柔韧度下降，保持引起肩带上举状态（即耸肩）。长期耸肩姿态将引起颈部不适和头部供血不畅。

二、病因病理

肩胛提肌位于颈项两侧，肌的上部位于胸锁乳突肌的深面，下部位于斜方肌深面，为一对带状长肌，在斜方肌之后，肩胛提肌可能是颈肩部疼痛和紧张的最常见的位置。在背部和肩部携带重物时，它是最易负重过度的肌肉之一。在抬高肩胛骨时，它协助斜方肌；在使盂状窝下旋时，它协助菱形肌。肩胛提肌是一块负担很重的肌肉，几乎每个人的肩胛提肌都会出现问题。

其病理与长期低头及用枕不当有关，多有慢性劳损史。由于长期低头姿势，使肩胛提肌长期处于离心性回缩状态；另一方面患者侧睡时由于枕头高度不足，使肩胛骨内上角外翻，止于肩胛内上角的肩胛提肌处于被牵张状态，久之使肌肉代谢障碍，炎性物质不容易排出。当肌肉再次被牵拉后，则易撕裂肌纤维的筋膜，引起肩胛提肌劳损。

三、临床表现

无明显外伤史，与低头工作与用枕不当有关，多为慢性劳损史。颈肩部胀痛，肌肉紧张、僵硬、并可牵涉头部及上肢，头向健侧转时症状可加重，双侧受累时患者可有颈、肩、背部沉紧感；触诊肩胛内上角压痛最为明显，可触及结节或条索状包块（图8-7）。

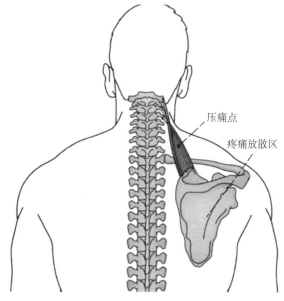

图8-7 肩胛上神经卡压综合征的压痛点及其疼痛放散区

四、诊断与鉴别诊断

1.诊断要点

（1）有慢性劳损，长期低头工作和用枕不当史。

（2）一侧颈肌紧张疼痛，急性期伴有肿胀、拒按，睡时翻身疼痛。

（3）肩胛提肌沿线均有压痛，以肩胛内上角最为明显。

（4）慢性期疼痛可缓解，触之颈肩部僵硬，有条索和摩擦感。

2.鉴别诊断

（1）颈型颈椎病：与肩胛提肌损伤症状基本相同，但压痛点多位于棘突旁。

（2）项背部筋膜炎：疼痛压痛广泛，界限不清。

五、铍针治疗

1.定位

肩胛内上角。

2.操作

患者坐位，头颈前屈，双臂重叠垫于额头下，暴露颈后部。在肩胛内上角压痛点处进针，针刃与肌纤维平行（图8-8），针刃达到肩胛提肌筋膜时患者可感觉胀痛难忍，在筋膜层做多点式松解3~5针。当患者胀痛感减轻，医者自感针下挛缩组织放松时出针，局部

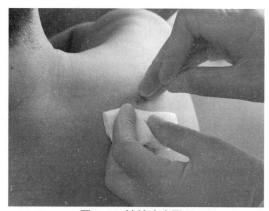

图8-8 铍针治疗图示

压迫1~2分钟，保持清洁、干燥24小时。

六、注意事项

治疗时，可让患者背手使肩胛内上角外翻，便于进针且可防止进针过深而误入胸腔。

第九章

胸背部皮神经卡压综合征

第一节　胸神经前支内侧皮支卡压综合征

一、相关解剖

胸神经前支内侧皮支卡压综合征是指胸部内侧皮神经支穿出点或途经之处因某种致压因素而引起卡压的一类神经功能障碍综合征。

胸神经前支的内侧皮神经从前正中线旁开1~2cm处穿出，穿过肌肉与深筋膜层，行于浅筋膜层，共有多对皮神经。其间隔与肋间的间隔相近，每一肋间左右均有对称的两支皮神经发出，皮神经沿肋间隙平行向外侧行走到锁骨正中线附近。胸神经前支内侧皮支按相对应的肋间排列，第1肋间下缘为第1胸神经前支内侧皮支，如此类推，直到第5肋间隙胸骨下缘处的第6胸神经前支内侧皮支。

胸部皮层较薄，皮下结缔组织也较薄，皮神经走行的过程中，没有明显的筋膜形成的管道存在。其末梢与胸皮神经外侧支前支末梢相吻合，支配前胸的神经感觉。胸神经前支内侧皮支短小，分支不多。其穿出点与足少阴肾经所经行的路线相似，与其相应腧穴的定位也较吻合。如：或中穴，位于第1肋间隙，前正中线旁开1.5寸处；神藏穴，位于第2肋间隙，前正中线旁开1.5寸；灵墟穴，位于第3肋间隙，前正中线旁开1.5寸；神封穴，位于第4肋间隙，前正中线旁开1.5寸；步廊穴，位于第5肋间隙，前正中线旁开1.5寸。其深层有胸肌筋膜、胸大肌、胸间外韧带、肋间内肌等组织。神经深层为相应的肋间神经。

二、病因病理

由于胸部宽广，皮下结缔组织较薄，往往因外伤导致卡压，而其他因素造成的卡压很少见。卡压形成分为3点：①受到强力外压后损伤伴行血管，使血管不能供养神经，皮神经因缺血而形成神经纤维变性。②外伤直接损伤皮神经干，使皮神经功能产生障碍。③外伤损伤皮神经周围组织，尤其是穿出点周围组织，使皮神经缺血、失氧，压迫损伤或炎症刺激使皮神经变性。

三、临床表现与诊断

胸神经前支内侧皮神经卡压综合征临床中少见。患者多有胸部外伤史，以胸壁挫伤者多见，常发生于急性损伤过后数周或数月，疼痛部位多在正前胸附近肋胸关节左右肋间隙，多伴有向外放射性疼痛。卡压点的疼痛最为明显（图9-1），有时可出现条索状物压痛，疼痛有逐渐加重的趋势，做深呼吸或扩胸运动时有加剧感。皮神经损伤时，触摸皮肤有麻木感。可以一支或多支同时发病，有刺痛持续性。

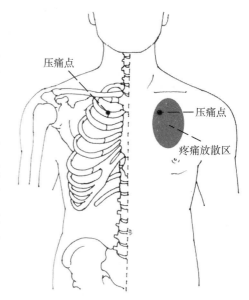

图9-1 胸神经前支内侧皮支卡压综合征的压痛点及其疼痛放散区

四、鉴别诊断

1.肋软骨炎

肋软骨炎又称肋胸综合征。表现为肋软骨肿胀、疼痛与压痛，常见于左侧第2肋骨与胸锁关节处，起病突然，伴有低热等全身症状。病初起表现为胸痛，数日后受累软骨肿胀隆起，疼痛剧烈。疼痛一般局限于前胸壁，有时可以扩展至整个胸部，咳嗽、呼吸时可使疼痛加剧，没有明显的压痛点。

2.胸部肌肉疼痛

起源于肌肉的胸痛。常见有风湿性多发性肌痛症、皮肌炎及多发性肌炎，都是因炎症引起的。发病急，肌肉酸痛剧烈，伴有发热等全身症状，有时会出现浮肿，无明显压痛点与条索状物。

五、治疗

1.保守疗法

应根据患者发生损伤的不同阶段采取相应的治疗方法。在损伤早期，胸神经前支内侧皮神经卡压多由外伤引起并伴有全身症状，一般不需要侵入性方法，中药内服、外用多可奏效。

2.铍针疗法

铍针治疗主要用于损伤的后期。患者形成顽固持续性局部疼痛，经理疗等保守疗法无效，在卡压点形成结节或条索状物，这时可用铍针进行松解，恢复血供，解除粘连，从而达到治疗目的。

用铍针治疗胸神经前支内侧皮支卡压关键在于定位准确。肋骨和肋间隙是重要的体表标志。如果痛点在肋骨的表面，应用铍针疗法就相对比较安全；如痛点在肋间隙，就要注意进针的角度与深度。为稳妥起见，可用双手持针点刺进入，持针体的手指将针尖露出1cm即可，避免将针刺入过深（图9-2）。一般沿肋间神经的走行方向实行多点松解。当铍针穿过皮肤后，即将针尖对准肋骨方向穿过深筋膜，可保证治疗的安全性和有效性。

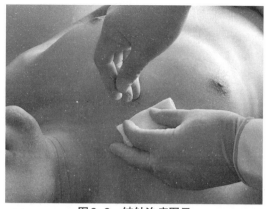

图9-2　铍针治疗图示

第二节　胸外侧皮神经前支卡压综合征

一、相关解剖

胸外侧皮神经前支卡压综合征是指该皮神经穿出点或途经之处因某种致压因素而引起卡压的一类神经功能障碍综合征。

胸外侧皮神经前支的穿出点在胸侧壁，皮神经间的距离和穿出点间的距离都大致相等。穿出点沿着前锯肌和腹外斜肌呈锯齿状排列，以腋前线为轴，其左侧形状如"S"形，右侧如反"S"形，有较强的规律性。皮神经干较长，末端主要有3~4支分支，呈鸡爪形分布，末梢达到锁骨中线附近。双侧第1到第5外侧皮神经末梢与胸神经前支内侧支皮神经末梢及锁骨上皮神经前支末梢相吻合，共同支配胸部及两肋每支皮神经的分支，与下支皮神经相对应分支平行排列，越靠下的皮神经支越长。其所支配的部位两肋皮层较薄，皮下结缔组织也较疏松，没有明显由筋膜形成的皮神经鞘存在。其穿出点的排列与足少阳胆经的经行路线有些相似，与其某些腧穴的定位也较相近。如：渊腋穴，位于举臂时腋中线上，第4肋间隙处。其深层有深筋膜、前锯肌和肋间内、外肌等组织。

二、病因与病理

肢体长时间维持一种使神经受压的姿势不动，或工作、睡眠中神经反复受压、摩擦，或由于急、慢性损伤及炎症、肿物等刺激，或由于中老年人神经对压迫的耐受性变差等，都容易造成皮神经卡压，使局部血液供应受阻，组织产生炎症而形成卡压。

三、临床表现与诊断

胸外侧皮神经前支卡压临床中较少见，多发于两侧肋前线附近和上肋部。病痛呈持续性刺痛，向内侧呈放射痛。常见多支皮神经同时受累，做深呼吸时疼痛加剧。触诊可及明确的压痛点，偶有结节或条索状物，压痛向肋间神经走行方向放射（图9-3）。

四、鉴别诊断

肋间神经痛

肋间神经痛为一组肋间神经支配区域内的疼痛综合征。病因分为原发性和继发性两类。前者少见，后者多为邻近器官和组织病变，如胸腔疾病、肋间外伤、炎症等引起继发性肋间神经痛。其疼痛性质为沿肋间神经分布的区域内刺痛、灼痛，可累及1个或多个肋间，呈持续性。肋骨边缘压痛明显，疼痛可放射到同侧肩背部。呼吸、咳嗽、喷嚏等可使疼痛加重。肋间神经痛较胸外侧皮神经前支卡压综合征要深层，涉及范围更广，无明显压痛点，无条索状物及相关疼痛。

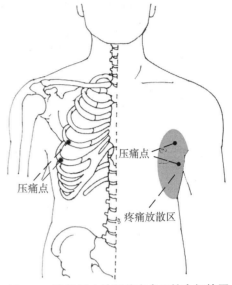

图9-3　胸外侧皮神经前支卡压综合征的压痛点及其疼痛放散区

五、治疗

1.保守疗法

胸外侧皮神经前支卡压综合征多发生几支同时受压，故治疗时要同时治疗多个压痛点。内服缓急止痛、活血化瘀之剂，外用舒筋通络之品常可收效；局部封闭虽有一定疗效，但不彻底，容易复发。

2.铍针疗法

对于陈旧损伤、痛点固定、久治不愈的患者，用铍针疗法有见效快、疗效好、无不良反应等优点。

临床上通过触诊找准压痛点，准确定位结节及条索状物，做好标记，常规消毒皮肤，用双手持针点刺进入（图9-4），沿肋间神经走行方向进行多点松解，松解时嘱患者不要紧张，平稳呼吸或保持屏息状态，其他注意事项同胸神经前支内侧皮支卡压综合征的治疗。当患者感到局部酸胀、原有疼痛消失，即可出针。用无菌敷料按压进针点2~3分钟后结束治疗。保持局部干燥、清洁24小时。

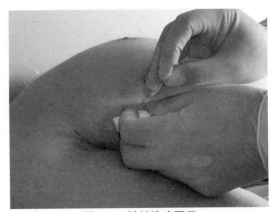

图9-4　铍针治疗图示

第三节 锁骨上皮神经前支卡压综合征

一、相关解剖

锁骨上皮神经前支卡压综合征是指发生在胸外上部该神经所途经之处因某种致压因素而引起卡压的一类神经功能障碍综合征。

锁骨上皮神经从胸锁乳突肌后缘、颈椎皮神经穿出点下方穿出，分布前支与后支。前支又可分为3支，跨过锁骨上方支配前胸外上部。呈散射样分布。细支末梢与胸皮神经前支内外支的末梢相吻合，此处男性肌肉发达而皮下结缔组织较少，女性则相反。在跨过锁骨上方一段中有较厚的筋膜围绕成的鞘管状的管道包裹着，皮神经从中间通过，周围只有少许疏松结缔组织，而管道的穿出口与手太阴肺经的某些腧穴定位相近，如中府穴。

二、病因与病理

锁骨上皮神经前支卡压综合征在临床上也不多见。其形成卡压的原因有以下几种：①由于长期肩负重物，使皮神经受压，管道狭窄，局部发生病变而引起卡压。②皮神经鞘管穿出口处因外伤引起神经干损伤，变性粘连成瘢痕结节压迫形成卡压。③由于乳房疾病、胸锁骨损伤等引起的炎症而造成管口处粘连、狭窄出现卡压。

三、临床表现与诊断

锁骨上皮神经前支卡压综合征好发于锁骨前边缘处的皮神经鞘管口，主要是锁骨中段、内1/3处和外1/3处。这里是前支的3支主分支穿出口，由于有鞘管，较容易卡压。常表现为疼痛加剧、重胀、有明显的压痛。压痛点有1~3个，有向胸部放射性疼痛（图9-5），抬肩时加重，偶有发现结节样物质，按之则痛。一般无全身症状。

四、鉴别诊断

1.锁骨骨折

锁骨骨折疼痛剧烈，患者患侧手不能抬高，骨折处压痛明显。X线片上可见骨折线。骨折愈后骨质增生症疼痛与骨折相似。肩不能扛重物，有时可触摸到骨痂增生的地方，按压疼痛加剧。

2.胸大肌劳损症

以胸部为主，多由于剧烈运动，后伸牵

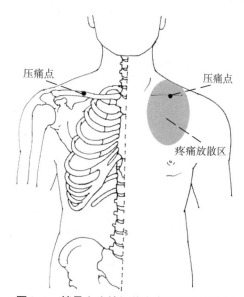

图9-5 锁骨上皮神经前支卡压综合征的压痛点及其疼痛放散区

拉损伤胸大肌，使胸大肌产生无菌性炎症或乳酸堆积引起疼痛，无明显压痛点与放射性，疼痛呈酸痛，或撕裂痛，做扩胸动作时疼痛加剧。

五、治疗

1.保守疗法

锁骨上皮神经前支卡压综合征通常采用保守治疗为主，如针刺、推拿或物理治疗等。对于急性期患者，多可治愈；对于陈旧性卡压的患者，如能坚持治疗一段时间也有一定疗效。

2.铍针疗法

对于陈旧性的锁骨上皮神经前支卡压综合征的治疗效果比较理想。先通过触诊把卡压点找出，切记锁骨是最重要的体表标志，准确辨别压痛点是在锁骨的上方、下方或前方，用指甲做好压痕标记，用碘伏或碘酒等消毒皮肤，垂直锁骨表面方向进针，这个部位的皮下组织较薄、铍针刺入2~3mm即可达到锁骨表面（图9-6），根据痛点的范围进行单点或多点松解，直至痛性结节或条索状物消失，出针后用无菌敷料按压针孔2~3分钟后结束治疗。保持局部干燥、清洁24小时。

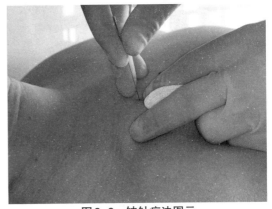

图9-6　铍针疗法图示

第四节　胸外侧皮神经后支卡压综合征

一、相关解剖

胸外侧皮神经后支卡压综合征，是指该皮神经的穿出点与其所途经之处因外伤或其他因素而出现卡压引起神经功能障碍的一类病症。

胸外侧皮神经后支的穿出点与前支相似，均在胸侧壁。皮神经间的距离和穿出点的距离大致相当。穿出点排列以腋后线为轴，其左侧形状如"S"形，右侧如反"S"形，有较强的规律性。皮神经干较长，末端均有3~4支分支，分支相对应地平行走行于后背部，与胸后皮神经内侧支末梢相吻合，支配两侧肋及背部外侧。其皮层较薄，皮下结缔组织较疏松，无明显的筋膜围成的鞘存在。

二、病因病理

由于长时间维持一种使神经受压的姿势不动，或工作、睡眠中神经反复受压、摩擦，或由于外伤、炎症及肿物等，引起皮神经周围血供失常、变性等。

三、临床表现与诊断

一般好发于肩胛骨下方的肋间隙，患者常有投掷或剧烈挥臂的病史，症状严重者影响呼吸及肩关节运动。压痛点位于肩胛下角或肩胛骨内缘，局部可触及条索状物质或结节，压痛明显，有1~2个卡压点，重坠感强，上提肩胛骨疼痛加剧，有时可牵及前支（图9-7）。

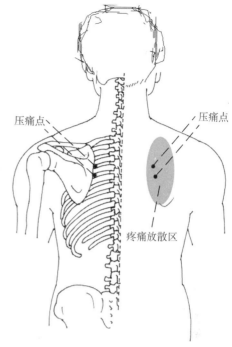

图9-7　胸外侧皮神经后支卡压综合征的压痛点及其疼痛放散区

四、鉴别诊断

1.棘间韧带损伤

多有搬重物扭伤史或反复发作史。为后背疼痛无力或酸痛，疼痛常向下扩散。弯腰时疼痛加重，不敢旋转身体或伸腰。压痛点较深层，有棘间隙增宽。

2.腰肋韧带损伤

因频繁屈伸运动或突然重负而损伤，表现为背部持续性刺痛或烧灼剧痛，损伤侧肌肉僵硬，腰部前屈疼痛加重，无明显压痛点。

五、治疗

1.保守疗法

对于急性损伤所致的胸外侧皮神经后支卡压综合征可应用保守疗法。早期用中药外敷，中期用物理治疗或推拿手法治疗，或几种方法结合应用，多可奏效。

2.铍针疗法

胸外侧皮神经后支卡压综合征临床中多见。因多发于肩胛骨下方，治疗时应注意以肩胛骨为体表标志，准确辨别压痛点与肩胛骨的位置关系，常在此处找到结节或条索状物。如痛点在肩胛骨的表面，针刺方向垂直骨面即可；如痛点在肩胛骨附近，则需进一步分清痛点是在肋骨表面还是在肋间隙。如在肋骨表面，垂直肋骨进针即可；如在肋间隙，则要控制进针深度，抵达深筋膜

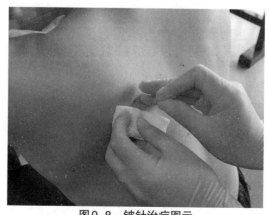

图9-8　铍针治疗图示

123

层即可，不要进入肌层，以免刺破胸膜，形成气胸。由于肩胛骨在胸壁上的活动范围较大，痛点的位置随体位的变化而变化，一旦定位准确，即应固定患者的姿势，做好定位标志，常规消毒皮肤，用双手持针点刺进入，沿皮神经走行方向行多点松解（图9-8）。待患者感到酸胀、原来的压痛消失，即可出针，以无菌棉球或纱布按压进针点2~3mm后结束治疗。通过铍针疗法，可松解结节，解除压痛，恢复其神经功能以达到治疗效果。

第五节　胸皮神经后支内侧支卡压综合征

一、相关解剖

胸皮神经后支内侧支卡压综合征，是指体背后12支胸皮神经后支内侧支在所途经之处或穿出点因某种致压因素卡压引起的神经功能障碍的一类病症。

胸皮神经后支内侧支的穿出点在后正中线1~2cm处，其间隔与椎体棘突的间隔相近，每一椎体棘突下均有对称的左右两支皮神经发出，顺着肋间向外行走，共12对。背部皮神经分布较有规律，左右两侧对称分布，其皮神经的大小、数目、走行都较相似。背部皮肤较厚而皮下浅筋膜等结缔组织较少。皮神经在穿行的过程中有筋膜形成的鞘状管道存在，内布少量的疏松结缔组织。

胸皮神经后支内侧支穿出点与足太阳膀胱经的途径相似，与其中一些腧穴的位置相近。如：大杼穴位于第1胸椎棘突下，旁开1.5寸处；风门穴位于第2胸椎棘突下，旁开1.5寸处；肺俞穴位于第3胸椎棘突下，旁开1.5寸处；心俞穴位于第5胸椎棘突下，旁开1.5寸处。都与其所对应的胸皮神经后支内侧支相对应。在皮神经深层有深筋膜、肌肉等组织，由深层的神经所支配。

二、病因病理

背部皮神经卡压多是由于外伤、劳损及因缺血等引起炎症或皮神经变性造成的。由于背部皮下浅筋膜层的结缔组织较少，并有类似鞘状的管道，所以当受到外伤时，易损害到皮神经，使皮神经变性出现卡压。因姿势与职业性的关系使背部肌肉长时间处于紧张状态，压迫皮神经，使其管鞘狭窄形成炎症或供养的血管，使神经失养、变异而出现卡压。也有因压迫周围组织，使周围组织发生炎症而出现粘连压迫神经以致出现卡压。

三、临床表现与诊断

患者多有长期伏案工作史，多以胸背筋膜纤维质炎的诊断反复治疗，亦有继发性类风湿关节炎或强直性脊柱炎者。胸皮神经后支内侧支卡压好发于第3~9胸椎棘突旁或肩胛骨旁第3~5对皮神经处（图9-9）。临床表现为患者因劳累等因素感觉后背酸胀难受，甚则疼痛不已，常可触摸到条索状物，有明显的压痛点，疼痛、酸胀呈持续性加重，活动肩胛骨时疼痛、酸胀稍减，背负重物时症状加重。

四、鉴别诊断

心血管病变由于心脏功能不全或其动脉功能不全引起的疼痛，患者多有心脏病史。疼痛多发于前胸部，向左肩放射，背部疼痛与每搏心脏收缩、胸部运动或呼吸有关。端坐或前顺位时疼痛减轻。有时亦可为钝痛或有压迫感，背部没有条索状物及明显的压痛点。

五、治疗

胸皮神经后支内侧支卡压综合征的患者多经历过多种方法的治疗。仔细询问既往的治疗史，对于选择合适的治疗方法有重要的参考价值。

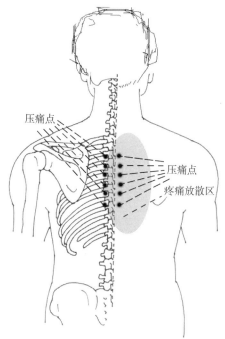

图9-9　胸皮神经后支内侧支卡压综合征的压痛点及其疼痛放散区

1.推拿疗法

对于肌肉紧张、痉挛造成的胸皮神经后支内侧支卡压综合征。运用㨰、按、揉等手法，经3~5次治疗多可解决问题。

2.物理疗法

远红外、频谱、激光、蜡疗等对于风、寒、湿痹所致的胸皮神经后支内侧支卡压综合征有一定疗效，但容易复发。

3.针灸疗法

针刺结合灸夹脊穴，对于胸皮神经后支内侧支卡压综合征亦有较好疗效，但对于反复发作的慢性病例则疗效欠佳。

4.铍针疗法

采用铍针疗法治疗胸皮神经后支内侧支卡压综合征取得了良好的效果，尤其对于反复发作的慢性病例，利用铍针疗法，在诊断明确卡压部位后进行松解，疗效显著。使卡压点疼痛缓解，血供改善，皮神经功能恢复，达到治愈目的。患者常采取俯卧位，因该部位软组织较厚，用单拇指触诊法由轻到重逐

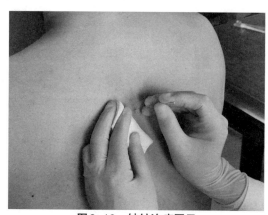

图9-10　铍针治疗图示

层触摸，一般在深筋膜层可触及痛性结节或条索状包块。定位准确后，用拇指尖在原位做好压痕标记，常规消毒皮肤，双手持针点刺法进入（图9-10），该部位的浅筋膜层较厚，持针的手下有种空虚感，抵达深筋膜层后，手下会有种抵抗感，稍加用力，针尖即可突破深筋膜，同时伴有短促、低调的响声。沿皮神经走行方向多点松解4~5针，待患者感觉酸胀、局部压痛消失时即可出针，用无菌敷料按压进针点2~3分钟后结束治疗。保持局部干燥、清洁24小时。

六、注意事项

积极参加体育锻炼，有针对性地进行颈背部肌肉锻炼。

第十章

腰臀部皮神经卡压综合征

第一节　概述

一、腰臀部疼痛性疾患的特点

腰臀部疼痛性疾患是临床上最常见的疾病之一，在颈腰背痛的病例中占大多数。据估计，每个五口之家的小家庭中，就会有一个这样的患者。也有人指出，腰臀部疼痛性疾患在每个人的一生中都会经历到。

腰臀部疼痛性疾患中，导致疼痛的原因是多种多样的，其中以损伤最为常见，炎症次之。肿瘤引起的腰臀部疼痛性疾患虽较少，但临床情况较复杂，这方面的统计报道也不一致，因为统计方法的不同，相互之间的差别也较大。

腰臀部疼痛性疾患的病变部位，一般以软组织性病变为多数，骨关节性病变次之，血管性病变则较少见。这方面的统计多出自基层医疗单位或门诊，而一些设备条件较完善的医院或骨科专科医院，则在门诊较多见软组织性的腰臀部疼痛患者，在病房则多见骨关节性的腰臀部疼痛患者。

二、腰臀部软组织劳损的原因

腰臀部是人体发生劳损伤害最为多见的部位。腰臀部的骨骼和肌肉是支持整个躯干并使之运动的结构；此外，腰臀部还支持着上肢和头部，并使之稳定和活动，完成各种有承负的功能。因此，腰臀部是应力的交会处。就躯干部整体而言，在负重时，位置越低，所负重量越大，因此腰部承受的力最大和最集中。从负荷到超负荷，直到损害，这一过程在理论上是清楚的，但实际上是模糊的。例如，各种组织结构的负荷、超负荷损害的阈值是很不一致的，静态和动态的差别以及个体间的差异是明显的。

在分析腰臀部软组织劳损的原因时，最重要的是脊柱的稳定状态，而不是患者所描述的某次劳动或某种劳动。脊柱的稳定性，是受椎骨的解剖特点及其相互联系的各种韧带制约的，同时还受关节面的位置、棘突的形态与倾斜度、椎间盘的相对大小等因素的影响。同时，任何两相邻椎骨间的运动（即节段间的运动），也受到整个脊柱的限制，在腰段还要受到骨盆位置的影响和限制。腰椎椎间盘大，棘突伸向后方，关节突的平面几乎均为矢状方向。这些解剖特点使腰部屈伸运动灵便，腰椎侧弯运动也容易进行。

三、腰臀部软组织劳损的病理过程

筋膜的病理变化也是重要的。筋膜覆盖或包裹着肌肉，与肌肉紧密结合；有很多肌肉还直接附着于筋膜，使该筋膜成为肌肉的连续部分。因此，肌肉和筋膜在功能上是一个整体。肌肉紧张或痉挛时，可以牵拉筋膜，造成筋膜的病变，尤其多见于筋膜受到两个或两个以上肌肉的剪性应力牵拉的部位。临床中见到的病例较多。例如，腰背筋膜受到骶棘肌、背阔肌的剪应力牵拉，臀筋膜受到臀大肌、臀中肌和阔筋膜张肌的剪应力牵拉，髂嵴附近的筋膜受到来自腰部肌和臀部肌的剪应力牵拉。这些可导致临床常见的第3、第4腰椎平面处的骶棘肌外缘、臀大肌和阔筋膜张肌间等处的腰痛。

另外，感觉神经由浅部进入深部时，必须穿过筋膜。肌肉紧张或痉挛时，不但要牵动筋膜，而且和筋膜之间将发生相对位移；筋膜移动时，和皮下组织之间也将发生相对位移。如果筋膜和肌肉之间，筋膜和皮下组织之间，因损伤或炎症而存在着不同程度的粘连和瘢痕化，或筋膜本身和感觉神经有粘连时，则这种相对的位移就可以刺激或压迫感觉神经，并因此引起疼痛及放射痛。病情持续较久时，感觉神经本身也可以发生继发性改变，形成痛觉敏感点，使临床出现范围较广泛、情况复杂的疼痛症状，这常是腰臀部软组织劳损的共同现象。

四、腰臀部软组织劳损的临床特点

腰臀部疼痛性疾患的临床症状和体征较为复杂。同样一种疾病，可呈现不同的临床表现；同样，多种不同的疾病，也可有相同的临床表现。这在腰臀部疼痛性疾患中常可遇到，给临床诊断和治疗带来了许多困难。这种情况的出现，也提示在腰臀部疼痛性疾患这一领域内，还存在着许多有待开拓的新课题。

腰臀部疼痛性疾患的诊断并不很容易。腰臀部疼痛性疾患诊断的物理学检查方法中，以压痛点最为常用。同时，各种诊断仪器的发展和应用，提高了诊断的准确率。腰臀部疼痛性疾患治疗的特点之一是病因治疗和症状治疗相结合。治疗的目标常是缓解疼痛或制止疼痛，在疼痛症状得到控制之后，有关病因也得到治疗。由于人们对疼痛的病理生理活动规律还未完全了解，因此，治疗的目的常不一定能完全达到。治疗的方法一般以非手术治疗为主，但少数患者要通过手术治疗才能达到治愈的目的。手术治疗多数是病因治疗，效果较明显而且持久。

第二节　臀上皮神经卡压综合征

臀上皮神经卡压综合征也被称作"臀上皮神经损伤""臀上皮神经嵌压症""臀上皮神经炎""臀上皮神经痛"及"臀神经综合征"等。1957年，Strong首先提出了臀神经综合征，并采用手术方法将受累的臀上皮神经支切除，取得了较好的疗效。在国内，冯天有于1977年提出，臀上皮神经损伤占腰部急性软组织损伤的40%~60%，是引起腰腿痛的一个原因。自此以后，关于臀上皮神经损伤的临床与基础研究得到了人们的重视，学者们也进行了大量的研究工作。然而，到目前为止，对于臀上皮神经的解剖学、病理学及其相关问题尚有不同的看法。如曾昭荣等在"臀上皮神经损伤的探讨"一文中提出：根据臀上皮神经行径的解剖学特点，臀上皮神经损伤很难发生，腰腿痛与该神经无关。

一、相关解剖

汪立鑫等在25具（男14具，女11具）成人尸体上，观察了臀上皮神经的数目。凡有两支以上臀上皮神经者，将其中最粗的、较长的一支称为主要臀上皮神经，并观测了主要臀上皮神经的长度、粗细及穿深筋膜处和跨过髂嵴处的位置。

1.臀上皮神经的数目

通常认为臀上皮神经来源于上3对腰神经的后支，即第1~3腰神经后支的外侧支跨过髂嵴后分布于臀部皮区（未跨过髂嵴者不算臀上皮神经），但据文献报道，臀上皮神经可来源于第12胸神经和第1~4腰神经的后外侧支，尚有报道来源于第12胸神经至第1骶神经者。由于这些支在竖脊肌内或外进行组合、分支，而且各分支并非全部都跨越髂嵴分布至臀部，所以臀上皮神经的数目相差很大。在观测的50侧标本中，共有臀上皮神经132支，平均为（2.64±0.13）支，最少者1支，最多者5支，以2~3支者较多，占（76.00±6.04）%。

2.主要臀上皮神经的长度

根据50支主要臀上皮神经的行程，将其穿出竖脊肌处至穿出深筋膜处定为深段，穿出深筋膜处至分支处定为浅段。深段的长度为（23.56±1.46）mm，浅段的长度为（21.68±1.62）mm，全长为（45.24±1.87）mm。50支主要臀上皮神经中，全长在30~60mm之间者，占（80.00±5.66）%。

3.主要臀上皮神经穿深筋膜处的位置

主要臀上皮神经穿深筋膜处的位置可归纳为2类：①臀上皮神经在髂嵴上方穿腰背筋膜后层至皮下。②臀上皮神经在髂嵴处穿过附着于其上的腱纤维束后至皮下。③臀上皮神经在髂嵴腱纤维束深面经过，然后在臀筋膜深面走行一段距离再浅出至皮下。132支臀上皮神经中，54支在髂嵴下方穿深筋膜，占（40.91±4.28）%；51支在髂嵴上方穿深筋膜，占（38.64±4.24）%；27支在髂嵴处穿深筋膜，占（20.45±3.50）%。50支主要臀上皮神经中，27支在髂嵴下方穿深筋膜，占（54.00±7.05）%；13支在髂嵴上方穿深筋膜，占（26.00±6.20）%；10支在髂嵴处穿深筋膜，占（20.00±5.66）%。

4.主要臀上皮神经跨越髂嵴处的位置

以两侧髂嵴最高点连线作为上界，髂嵴后份作为外侧界，脊柱作为内侧界，主要臀上皮神经均经此三角区再跨越髂嵴至臀部，距离连线为（10.34±0.86）mm，其中在连线下方5~15mm之间者，占（92.00±3.84）%。以后正中线为准，距后正中线平均为（70.82±1.20）mm，其中距后正中线60~80mm之间者，占（82.00±5.43）%。

兰宝金等在52具成人尸体标本上，观测了腰神经后外侧支穿腰背筋膜浅层的位置。①与后正中线的距离：最内侧支为5.9~7.3cm；内侧支为6.20~7.40cm；中支为6.5~7.5cm；外侧支为7.2~7.6cm。②与髂嵴最高点水平连线的距离：最内侧支位于水平线下0.4~2.6cm；内侧支位于水平线下0.6~1.9cm；中支位于水平线下0.6~1.6cm；外侧支有11侧从水平线上穿出，其余均位于水平线下0.6~1.5cm。

二、病因

1.解剖因素

过去认为臀上皮神经在髂嵴下方行于沟槽中，腰部运动不当使神经在髂嵴下方发生离位，移行于槽外，造成无菌性炎症。目前许多学者通过解剖学研究认为，臀上皮神经损伤不可能存在"筋出槽"的机制，髂嵴上的骨纤维管、胸背筋膜和脂肪组织为神经损伤的解剖学基础。陶甫等（1982年）认为臀上皮神经与髂嵴在入臀点处紧密接近，并有骨纤维性管所固定，神经由此孔道穿过，该孔道对其起保护作用，以免遭到挤压，但当骨纤维管因病理情况而致缩窄时，也能导致压迫神经而出现臀部疼痛。黄枢、刘建民通过对臀上皮神经走行的观察，认为臀上皮神经在行程中转折处多、角度锐，而且又相对被固定在筋膜鞘、骨纤维管和臀部浅筋膜的神经鞘中，加之相邻的脂肪异位等解剖特点，均成为臀上皮神经易受损伤的重要因素。近年来，临床也不断有骶髂脂肪疝引发腰痛的报道。临床手术时发现，臀上皮神经在穿出由骶髂筋膜形成的卵圆形的孔隙处是一个薄弱环节。一旦腰部损伤，臀肌强力收缩而发生局部压力增高，可使筋膜深部脂肪组织从该孔隙处向浅层疝出、嵌顿等而引起腰痛。李传夫通过对138支臀上皮神经穿出点的观察，发现神经穿出时的筋膜形态分为狭窄裂隙和卵圆形孔隙两种：这种结构便成为对神经产生约束、限制以及脂肪疝嵌顿压迫臀上皮神经的形态结构。

2.损伤因素

除了外力直接作用导致神经损伤外，躯干向健侧过度弯曲或旋转时，臀上皮神经受牵拉，可发生神经的急、慢性损伤，或向外侧移位，造成神经水肿粘连而出现症状。

根据解剖学研究和临床病例观察发现，臀上皮神经易受损伤主要是力学因素和其解剖学特点所造成的，尤其是静力学损伤因素多见。腰臀部肌肉在维持人体姿势方面发挥着重要作用，长时间的肌肉紧张、痉挛可使肌筋膜增生肥厚，刺激摩擦臀上皮神经，如附加局部渗出，则神经周围的软组织张力更高，一系列的临床症状便由此产生。

三、病理

临床上触及的痛性筋束，肉眼观察呈小片状，较触及的短小，与臀中肌及臀筋膜粘连，为纤维性粘连。全部束状物均非神经，与肉眼所见的神经支也无粘连。这些束状结节，光镜下观察均系纤维脂肪组织，其中有小血管壁增厚、炎性细胞浸润。可见横纹肌纤维，偶尔夹有神经纤维。术中可见臀上皮神经水肿增粗，周围被许多纤维结缔组织所包绕。

四、临床表现与诊断

（1）大多数患者有腰部扭伤史或受风寒史。

（2）主要表现为患侧腰臀部尤其是臀部的疼痛，呈刺痛、酸痛或撕裂样疼痛，且疼痛常常是持续发生的，很少有间断发生。一般疼痛的部位较深，区域模糊，没有明确的界限。急性期疼痛较剧烈，并可向大腿后侧放散，但常不超过膝关节。患侧臀部可有麻木感，但无下肢麻木。

（3）患者常述起坐困难，弯腰时疼痛加重。

（4）多数患者可以检查到固定的压痛点，一般在髂嵴中点及其下方压痛，按压时可有胀痛或麻木感，并向同侧大腿后方放射，一般放射痛不超过膝关节（图10-1）。直腿抬高试验多为阴性，但有10%的患者可出现直腿抬高试验阳性。腱反射正常。

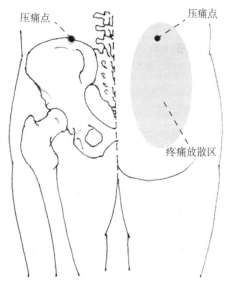

图10-1　臀上皮神经卡压综合征的压痛点及其疼痛放散区

五、鉴别诊断

1.腰椎间盘突出症

中青年多发，有腰部受伤史或扭伤史。休息后疼痛往往可以减轻，部分患者有跛行及脊柱侧突改变，增加腹压的因素（如咳嗽、打喷嚏）可使症状加重。患肢直腿抬高试验阳性，加强试验阳性。可有跟腱反射减弱及伸第1趾无力，小腿外侧及足外侧皮肤刺痛觉减退，相应脊柱椎间隙旁有压痛，并伴有下肢放射痛。CT、MRI及椎管造影检查可发现髓核向椎管内突出。值得一提的是，当臀上皮神经卡压并发无症状性腰椎间盘突出症时，不要误诊为单纯的腰椎间盘突出症。

2.梨状肌综合征

男性青壮年多见。有慢性发作者，也有急性发作者。臀部疼痛，可放射到整个下肢，可伴有小腿及足部麻木。当走路较多或活动增加时，上述症状可加重，甚至出现间歇性跛行症状，蹲位休息后可缓解。臀部的局限性压痛向股后、小腿后外及足底放射，沿坐骨神经可有压痛。肌电图提示潜伏期延长、纤颤电位等神经受损表现。梨状肌综合征是由于梨状肌的解剖变异或因外伤、活动后劳损等引起梨状肌水肿、肥厚、变性及挛缩，在俯卧位放松臀部时，可在臀中部触及痉挛呈条索状的梨状肌。局部压痛明显，髋内收、内旋受限并加重疼痛。直腿抬高试验多呈阳性。

以下几种检查方法有助于梨状肌综合征诊断的确立。

（1）Freiberg试验：患者平卧位，伸髋时用力被动内旋髋关节，可使梨状肌变紧，压迫坐骨神经，产生症状，称为Freiberg征阳性。

（2）Thiele试验：患者平卧位，内收、屈曲、内旋髋关节，可以拉紧梨状肌，使症状加重。

（3）Pace试验：患者坐位，双膝合拢后，再分开，用力对抗医生双手向内的推挤（对抗阻力为髋的外展和外旋），出现力弱或有疼痛者为阳性，表明梨状肌功能失调。肌电图检查可有异常发现，如呈现纤颤电位或单纯相等变化，神经传导速度减慢。

3.第3腰椎横突综合征

好发于从事体力劳动的青壮年，常诉有轻重不等的腰部外伤史。本病主要症状为腰部疼痛，症状重者伴有沿着大腿向下放射的疼痛，可至膝平面以上，极少数病例疼痛可窜及小腿的外侧，但并不因腹压增高（如咳嗽、喷嚏等）而加重疼痛症状。查体可发现第3腰椎横突尖端有明显压痛，位置固定，是本综合征的特点。对于长期随访的患者，可观察到在早期臀部、腰部稍显丰满，晚期则出现臀肌萎缩，对比所见有诊断意义，有些患者于第3腰椎横突尖端处可触及活动的肌肉痉挛结节，于臀中肌的后缘及臀大肌的前缘相互交接处可触及隆起的条索状物，并有明显触压痛，曾有人认为此条索状物为臀上皮神经，而实际是紧张、痉挛的臀中肌。股内收肌肌紧张症状在部分患者中十分明显，这是由于股内收肌是由腰2~4椎体发出的闭孔神经所支配，当腰1~3椎体发出的脊神经后支遭受刺激时，能反射性地引起股内收肌肌紧张性痉挛的缘故，在第3腰椎横突尖做普鲁卡因封闭后，疼痛立即消失，是有用的鉴别方法。

根据上述腰臀疼痛症状和体征，第3腰椎横突尖端压痛，触及结节，普鲁卡因封闭后疼痛消失，说明病源在第3腰椎横突，尤其在病侧臀中肌后缘摸到紧张的条索并发股内收肌紧张者即可确诊。

4.棘上韧带和棘间韧带损伤

棘上韧带和棘间韧带损伤的症状和体征均非特异性。患者常有外伤史或腰痛反复发作史，尤其在稍有负重或突然挺腰时，容易发生下腰段疼痛，疼痛有时十分剧烈。患者弯腰时，常感到下腰部疼痛无力，有的患者叙述，弯腰时腰部有断裂样感觉，有时还伴有骶棘肌紧张，以致出现强迫性体位等，而最为普遍的体征为下腰段棘突间及上部压痛明显，少数患者有放射到臀部的疼痛，且当患者同时有腿部放射疼痛时，则要鉴别是否已并发有椎管内病变，因为单纯棘间韧带损伤者是不会有腿部放射性疼痛症状的。

5.急性骶髂关节损伤

髋部扭伤后臀部疼痛，行走或负重困难。沿骶髂关节间隙处有压痛。"4"字试验阳性，一般无下肢放射痛，无皮肤感觉障碍。平卧屈膝、屈髋时疼痛加重。

六、治疗

（一）保守疗法

1.一般疗法

包括手法治疗、针灸、物理疗法和非激素类抗感染药物等。这些方法可单独使用，也可联合应用。

2.局部封闭

压痛点局部封闭往往能取得立竿见影的效果。一般在髂嵴压痛点处，用利多卡因2~5mL加醋酸曲安奈德1~2mL在髂嵴压痛点处注射，每5~7天注射1次，3次为1个疗程。局部封闭除能起到治疗作用外，还是鉴别诊断的重要手段。在薛锋、陈德松治疗的36例患者中，有30例对局部封闭有效，其中29例表现为一开始治疗即刻不痛，其中3例局部封闭前疼痛显著，不能行走，局部封闭后即能走动，而有18例患者于1个月后复发。局部封闭对急性病例效果较好。

（二）铍针疗法

对保守治疗无效或反复发作者可行铍针治疗。患者取俯卧位，常规定位消毒后，针刃垂直髂嵴方向进针（图10-2）。由于此部位的皮下脂肪较厚，故应选择比较长的铍针。穿过筋膜层即可，采用线式松解4~5针，在针刺过程中患者可有向腿部放散的麻胀酸重感，将针提至皮下，按压局部疼痛减轻或消失即可出针。用无菌棉球或纱布按压局部2~3分钟后结束治疗。保持局部干燥、清洁24小时。

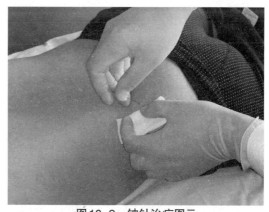

图10-2　铍针治疗图示

第三节　臀中皮神经卡压综合征

一、相关解剖

杜心如在30具成人尸体标本上观测了臀中皮神经的组成、走行特点及毗邻关系。

1.臀中皮神经的组成及走行

臀中皮神经由骶神经后外侧支组成。骶神经后外侧支自骶后孔穿出后，向外侧走行于骶髂后短韧带与多裂肌间，在骶骨外侧缘处合成神经干，此干长0.3~2.4cm，粗0.04~0.23cm。神经干向外下走行，跨越骶髂关节及骶髂后短韧带背面，穿经由骶髂后长初韧带形成的韧带隧道。出隧道后臀中皮神经分为2~3支，穿经臀大肌内侧缘浅出至皮下，支配臀区内侧部皮肤。根据臀中皮神经的组成，将其分为三型七种：单根型，包括S_1、S_2、S_3种；双根型，包括S_1+S_2、S_2+S_3两种；三根型，包括$L_5+S_1+S_2$、$S_1+S_2+S_3$两种。其中双根型占半数以上（65%），其他类型较少。在所观测的标本中未见到S_4神经后外侧支参与其组成者。

2.骶髂后长韧带隧道的形态特点及毗邻关系

骶髂后长韧带隧道入口位于该韧带的内侧缘处，为韧带形成的拱形裂隙，该裂隙纵径0.3~0.8cm，横径0.1~0.3cm。隧道自内上向外下走行，其走行方向与骶骨外侧角和髂后上棘连线呈30.0°~85.0°的夹角。该隧道中点距髂后上棘2.5~6.2cm（髂后上棘至骶骨外侧角距离5.5~10.5cm），约相当于该连线的中点处。隧道的底、顶及两侧壁均为坚韧的韧带结构。隧道长0.6~2.0cm，顶壁厚0.1~0.3cm。随道出口位于骶髂后长韧带的外侧缘，亦是韧带拱形裂隙，其纵径为0.3~1.9cm，横径为0.1~0.3cm。臀中皮神经的神经干走行在此隧道中。神经干呈扁平样，粗0.05~0.3cm，在隧道内神经未分支，其周围有少量疏松结缔组织。

3.臀中皮神经的体表投影

根据观察结果，臀中皮神经穿经隧道处约在髂后上棘与骶骨外侧角连线的中点，在此点做一由内上斜向外下、长约2cm且与上述连线呈60°夹角的线段，即是隧道的体表投影：线段的上、下端则分别是隧道的入、出口。查体、封闭或手术时可按此标志进行。

4.臀中皮神经与骶髂关节的位置关系

在5例横断面标本上观察到：隧道段相当于骶髂关节中部水平，骶神经后外侧支自骶后孔向外侧浅出，形成神经干后跨越骶髂关节后面，其走行迂曲，四周均为坚韧的韧带结构。

根据观察，臀中皮神经主干及其分支走行过程中均与韧带相毗邻，臀中皮神经在穿经隧道过程中均被覆有薄层疏松结缔组织，隧道及其出、入口的各部径线均大于神经的行线。其位置深在，受到韧带、腱膜及臀大肌的保护，故在生理状态下臀中皮神经是不会受到卡压的，但在病理状态下，如外伤、韧带蜕变、局部水肿等，均可使该神经受到牵拉、卡压而产生骶臀部疼痛。由于该隧道四壁坚韧，缺乏弹性，神经自隧道穿出后几乎是直角弯曲走向浅层，直接穿过臀大肌起始部至浅筋膜。一般情况下，神经迂曲部位及其穿经骶髂后长韧带隧道的出、入口是臀中皮神经受卡压的好发部位，是臀中皮神经卡压综合征的解剖学基础。

二、病因

急、慢性骶髂劳损常由骶髂韧带蜕变、损伤而引发，多呈急性发作且疼痛剧烈，是骶臀疼痛的主要原因之一。陆裕朴报道，在1680例下腰痛中，骶臀部疼痛占205

例，认为骶臀疼痛是由于腰骶部周围肌肉、筋膜和韧带劳损所致；同时指出，骶髂劳损的病例一般无外伤史，劳累可诱发，站立行走及髂骨翼挤压及分离试验可使疼痛加重，骶髂部封闭可使急性骶髂劳损症状迅速缓解。由于臀中皮神经的走行特点及毗邻关系，当骶髂部韧带、肌肉及筋膜的劳损，尤其是骶髂后长、短韧带的劳损、退变时，可能会引起臀中皮神经受压而出现骶臀部疼痛。站立行走、骨盆挤压及分离试验均可使韧带、筋膜的紧张度增加而加重对臀中皮神经的刺激，使骶臀部疼痛加重。另外，陆氏骶髂劳损封闭的范围包括臀中皮神经的走行及分布区，且疗效迅速。这些都说明，臀中皮神经卡压可能是急、慢性骶髂劳损产生骶臀部疼痛的关键所在。

三、临床表现与诊断

因臀中皮神经为感觉神经，支配臀内侧皮肤，故卡压后只引起臀内侧部疼痛或骶部疼痛，不会出现运动障碍。起病过程缓慢，多无明显诱因。患者主诉为腰骶部酸痛，遇寒加重，得热则缓，反复发作，病势缠绵。疼痛没有明确的定位，常以风湿病、腰背筋膜纤维质炎或臀肌劳损的诊断进行对症治疗。触诊可在骶髂关节中点外缘扪及结节或条索状包块（图10-3）。局部软组织张力明显高于对侧，压痛明显，有时向髂后上棘和坐骨结节方向放射。

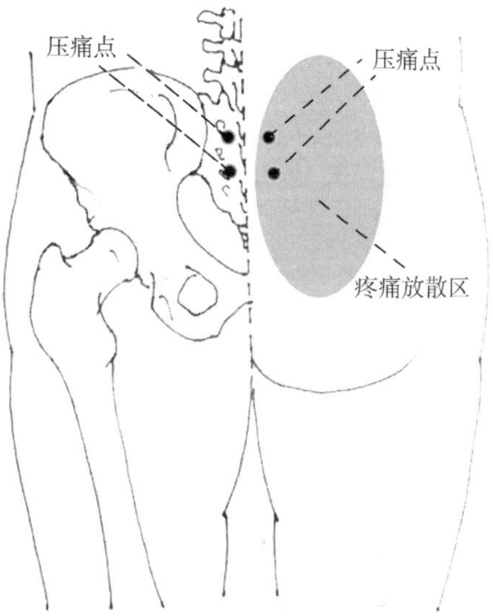

图10-3 臀中皮神经卡压综合征的压痛点及其疼痛放散区

四、鉴别诊断

1.脂肪疝

脂肪疝为皮下脂肪结节从筋膜裂隙中疝出，压迫刺激末梢神经而引起的下腰部或臀部疼痛，触诊可扪及皮下脂肪结节，表面光滑，活动性好，有时稍用力压迫可使疝出的脂肪结节还纳。该病好发于中年女性。

2.纤维瘤

纤维瘤好发于筋膜层，表面光滑，质地较硬，位置较深，活动性不如脂肪结节。如累及皮神经，则为持续性疼痛。

3.骶髂关节半脱位

患者常有外伤史，双侧髂后上棘位置不对称。屈髋屈膝试验阳性；触诊骶髂关节压痛广泛但很少有放散痛。X线片可显示双侧骶髂关节间隙不对称。患侧下肢活动及负重功能明显受限。

五、治疗

1.保守疗法

对于初发的臀中皮神经卡压综合征，非侵入性的保守治疗均可奏效，但在进行推拿治疗时切忌用力过猛，以免加重局部症状。如能配合一些局部用药或物理治疗，效果将更加明显。

2.铍针疗法

对于保守治疗无效且病程较长者，可行铍针治疗。患者取俯卧位，常规定位消毒，针刃平行皮神经走行方向进针，多点松解，穿过深筋膜层即可（图10-4）。如局部存在条索状包块，针刃平行包块的轴线方向行线式松解3~5针。如局部存在痛性结节，可行多点式松解3~5针，针刺过程中患者可感觉到局部酸麻胀重，有时可放散到臀横纹以下。将针拔至皮下，按压局部至疼痛减轻或消失即可出针。局部按压2~3分钟后结束治疗。保持局部干燥、清洁24小时。

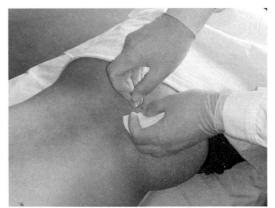

图10-4　铍针治疗图示

第四节　臀下皮神经卡压综合征

一、相关解剖

臀下皮神经为最后两骶神经的后支，在多裂肌的深层没有分叉，其相互间联结并与第3骶神经后支及尾神经相结合形成襻，自此襻发分支，分布于被盖在尾骨部的皮肤。尾神经的后支在骶管内与前支分开后，经骶骨管裂孔并穿过骶骨管下部的韧带外出。该神经的后支亦不分叉，与最末骶神经后支结合形成襻，然后自襻发出皮支，分布于被盖在尾骨部的皮肤。

二、病因病理

臀下皮神经的结构特点决定了发病的必然性。襻状的末梢神经网缺乏神经纤维鞘的保护，且骶尾部的皮下脂肪组织较薄，缓冲能力差，一旦外伤造成局部皮下出血，容易形成皮下淤血，瘢痕粘连，刺激或卡压皮神经末梢，产生局部顽固性的持续的疼痛。另外，长期卧床的老年患者，骶尾部受压，皮下组织发生退行性改变，也容易造成皮神经卡压。

三、临床表现与诊断

年轻患者多有局部外伤史，老年患者多有长期卧床史。主述骶尾部持续性钝痛，有些患者的疼痛可向坐骨结节和会阴部方向放散。放散范围很少超过臀横纹。压痛点多位于尾骨的两侧，有时在坐骨结节的周围，局部可触及痛性结节或条索状包块（图10-5）。局部软组织张力较高，弹性较差。

四、鉴别诊断

1.骶骨骨折

骶骨骨折的疼痛位置较深，常有直肠刺激征或里急后重感，压痛广泛，叩痛阳性。X线片可明确诊断。

2.尾骨脱位

患者有明确的垂直坐地的外伤史。疼痛局限于骶尾部触诊可及尾骨的异常活动，X线片可明确诊断。

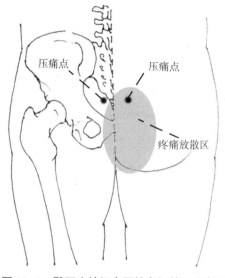

图10-5 臀下皮神经卡压综合征的压痛点及其疼痛放散区

3.坐骨结节滑囊炎

疼痛发生于坐骨结节的骨突部，坐位困难，患侧臀部有时不敢挨靠座位。屈膝屈髋试验阳性。触诊坐骨结节有难以忍受的压痛。坐骨结节滑囊内积液多时可触及波动感。

五、治疗

外伤后骶尾部疼痛是临床最常见的疾病，目前还没有非常理想的处理方法，常用的有药物疗法和非药物疗法。

1.药物疗法

药物疗法多以局部外用为主，初次发病者可用定痛膏外敷，反复发作者可用海桐皮汤熏洗，亦可用扶他林软膏外敷。

2.非药物疗法

可选择的非药物疗法较多，物理疗法可选用远红外、超短波、局部电刺激等方法治疗。针灸一般选用阿是穴。不同患者对治疗的反应差异很大，有的几次治疗即可解决问题，有的则经久不愈。原因可能来自对疼痛阈值的差异。

3.铍针疗法

对于经过系统保守治疗无效且痛点定位准确者，采用铍针治疗。患者取俯卧位，疼痛多发生在尾骨两侧或两坐骨结节之间，触诊时可直接触及骨表面，定位比较容

易。注意该部位接近会阴，神经末梢
分布密集，血液循环丰富，进针方向
千万注意应垂直骨面，才能保证安全。
选准进针点并做好皮肤标记后，最好
用碘伏消毒皮肤，如用碘酒则应注意
保护会阴部黏膜，勿使碘酒涂于其上。
弹刺法或点刺法进针均可。进针深度
以通过黏膜层为度（图10-6）。行多点
式松解3~5针，患者多感到局部酸胀，
然后将针提至皮下，按压局部如果疼

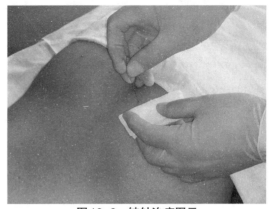

图10-6　铍针治疗图示

痛减轻或消失，即可出针，用无菌敷料按压进针点2~3分钟后结束治疗。保持局部皮
肤清洁、干燥24小时。

第五节　下位胸神经后支卡压综合征

下位胸神经后支的内侧支和外侧支主要支配胸12至腰5范围的皮肤感觉，下位胸
神经后支卡压综合征造成的腰背痛是临床最常见的疾病之一。

一、相关解剖

下6对胸神经的内侧支向背侧经行于胸最长肌及多裂肌之间，分布于多裂肌及最
长肌，偶尔发出皮支，穿背阔肌、斜方肌及背固有筋膜，分布于背正中线附近的皮
肤。下5或6对胸神经后支的外侧支较大，亦经过髂肋肌与背最长肌之间，支配此二
肌后，发出皮支，穿过下后锯肌及背阔肌，分布于肋骨角附近的皮下。第12胸神经后
支的外侧支，下降越髂嵴，至臀外侧部，分布于该处的皮肤。

二、病因病理

病因尚不清楚，文献上有纤维质炎、肌肉筋膜炎、肌肉纤维炎、肌肉风湿病、腰
背筋膜疼痛综合征等名称。有人认为是由于筋膜外伤粘连而挤压神经分支；有人认为
是深筋膜下方的脂肪通过筋膜中扩大的血管孔或裂隙向外挤压，形成脂肪疝所致；有
人认为是纤维组织的化学改变；有人认为此类疾病与精神因素有关；也有人提出是由
于急性肌肉扭伤或者长期定向工作过度疲劳，肌肉失去了一张一弛的平衡状态，日久
肌肉组织内血运不良，代谢产物堆积，产生无菌性炎症，使肌肉和直接牵连的其他软
组织挛缩变性，刺激神经分支，从而引起疼痛。

三、临床表现与诊断

患者多为中年人，诱因可能为外伤、风湿、寒冷、病毒或细菌感染，也可继发于

脊柱或关节的病变。发病急骤者，可引起急性腰背部疼痛及发僵，并可有放散痛。患者行动困难但病情恢复很快，且可痊愈。发病隐渐者，往往只感腰背部酸痛发沉。夜间睡眠或休息后，或长期固定体位不动之后再开始活动时感觉疼痛发僵。更换体位或按摩以后症状减轻，劳累或用力后又加重。患处可有局限性压痛，有时还可触及有压痛的结节或条索状包块。压痛点多位于腰椎棘突两侧，腰椎横突的外缘（尤其是腰的横突）以及髂嵴的腰背筋膜（图10-7）。X线片、化验检查均为正常。X线片有时虽可见到腰椎的退行性改变，但不一定是引起症状的原因。在压痛点处用普鲁卡因进行封闭，可使症状缓解。

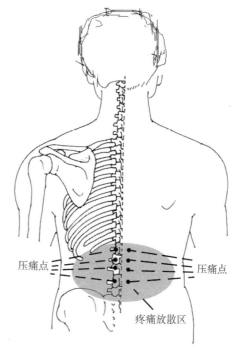

图10-7 下位胸神经后支卡压综合征的压痛点及其疼痛放散区

压痛点　　压痛点　　疼痛放散区

四、鉴别诊断

1.腰肌劳损

患者有外伤史治疗不彻底且日后反复发作，或因工作姿势不良、经常弯腰搬抬重物等诱发。疼痛部位为易劳损的肌腱、韧带附着点，劳累加重，休息减轻。X线片可排除骨疾病，或仅有结构缺陷，容易劳损。

2.腰3横突综合征

好发于青壮年男性，多有外伤史，主诉为腰部及臀部疼痛，活动时加重，可扩散到臀部、大腿及内收肌处，触诊可扪及第3腰椎横突较长，局部有明显压痛。直腿抬高试验阴性。

3.小关节滑膜嵌顿

患者多为青壮年，常在弯腰劳动后直腰过程中突发腰部剧痛。脊柱任何活动、咳嗽、震动都会使疼痛加重。为减轻疼痛，患者腰椎变平或略后侧凸，脊旁肌痉挛。触诊压痛比较深。

五、治疗

长期以来，下腰部的疼痛一直为临床工作者所关注。其治疗方法繁多。各家报道的疗效不一，但多主张选择保守疗法。

1.保守疗法

对于急性期的皮神经卡压所致的下腰痛，可采用理疗、针灸、外用药、推拿等保守疗法。

2.铍针疗法

对于保守治疗无效或反复发作者，铍针疗法是最佳的选择。患者采取俯卧位，定位准确后，做好皮肤压痕标记，常规消毒皮肤，使用点刺法进针（图10-8）。进针深度以穿过深筋膜层为度。如局部存在条索状包块，针刃平行包块的轴线方向行线式松解3~5针。如局部存在痛性结节，可行多点式松解3针。针刺过程中患者可感觉到局部酸麻胀重，有时可放散到臀部。将针提至皮下，按压局部疼痛减轻或消失后出针。用无菌敷料按压局部2~3分钟后结束治疗。术后患者局部针感可持续几个小时，如针感消失后又发现新的痛点，可进行第2次治疗，两次治疗最好间隔2~3天。

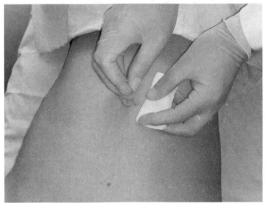

图10-8　铍针治疗图示

第十一章

四肢皮神经卡压综合征

第一节　四肢皮神经卡压综合征的特点

皮神经在四肢的分布复杂，支配范围广泛。四肢皮神经卡压综合征的病情变化也较躯干部复杂，易与一些相关的疾病混淆，又与某些疾病互为因果，因此在临床上应注意掌握其基本特点，以便进行正确的诊疗。

一、部位表浅

皮神经在四肢的分布较躯干部表浅，所以患者的主诉比较明确，使得临床检查及定位诊断比较方便。通过触诊及叩诊多可明确诊断。但是，体表组织的病变也是非常复杂的，特别是不同解剖层次的不同性质的病变，还是需要仔细检查和全面分析才能做出正确的判断。例如，同为膝关节内侧的压痛点，在皮下的压痛可能为隐神经的髌下支卡压，在筋膜层的压痛可能为内侧副韧带损伤，更深层的压痛可能为内侧半月板的损伤。同为一个膝关节外侧的痛性结节，可能为脂肪瘤、纤维瘤，也可能为半月板囊肿。只有认真地对其质地、表面性状、活动度等各方面进行细致分析，才能做出准确诊断。

二、随皮肤活动

四肢的皮神经，尤其是近关节部位，皮下脂肪较薄，皮肤活动范围较大，卡压部位的痛点随皮肤的位置移动而发生变化，尤其是体位的变化对皮神经的定位影响最大。例如，肘关节外侧的压痛点，以桡骨头作为骨性标志，在前臂旋前位定位后再将前臂旋后，则痛点的位置也要发生1~2cm的位移。如果坚持在原点进行治疗，则没有任何作用。所以，凡是在体表定位准确的患者，在治疗过程中就要保持定位时的体位不变，直至治疗结束。

三、靠近骨突部位

由于骨突部位的软组织易受外伤及劳损，局部应力较集中，是四肢皮神经卡的好发部位，所以在四肢的皮神经卡压患者中，要特别注意进行详细检查及分析，并与这些部位的某些特发性疾病相鉴别。例如，靠近跟骨结节的足跟痛，其传入神经均为跟内侧神经，但引起疼痛的疾病却可能有以下几种：①足跟脂肪纤维质炎，亦称跟下脂肪垫炎。由于跟部被硬物硌伤，长期受压或受风着凉，使跟下脂肪垫发生无菌性炎症，患者跟下疼痛、肿胀，有浅在压痛。②跖筋膜炎。外伤劳损或寒冷潮湿均可导致此病，足外翻者更易发病。患者跟下或足心疼痛，足底有紧张感，牵扯跖筋膜可使疼痛加重。③跟部滑囊炎。由于外伤或反复摩擦，使跟骨下、跟骨后或跟腱前滑囊发生无菌性炎症，患者局部疼痛、肿胀，有压痛，局部皮肤发红，温度升高。④跟腱周围炎。跟腱附着部位的腱周围组织，由于外伤或劳损发生无菌性炎症，导致跟腱部位肿胀、疼痛，患者跟腱粗大，有压痛，主动跖屈或被动背屈踝关节时疼痛加重。

四、疼痛范围模糊

四肢皮节的分布较躯干复杂，且皮节之间的交叉影响较大，所以疼痛范围模糊，有时不易准确定位。在临床上，患者可以说出疼痛或感觉异常的大致部位，但不能描述出确切的位置。有时疼痛的放散范围很广，很难与神经干或神经根损伤后遗留的症状相鉴别。此时要特别注意进行细致的物理检查，反复地对比分析。在询问病史时一定要仔细追问发病原因，详细了解相关症状。在进行检查时，除了感觉定位检查之外，还要进行相关的运动检查及自主神经功能检查。有时甚至要进行反复的对比检查试验，以免漏诊、误诊。

第二节　股外侧皮神经卡压综合征

股外侧皮神经卡压综合征，是指股外侧皮神经在行程中由于受到周围组织的推挤和卡压，而引起大腿部麻、痛等一系列神经功能障碍症状的疾病。

一、相关解剖

在股部可将股外侧皮神经分为主干型（占42.5%）和无主干型（占57.5%）两类。主干型以一粗大主干跨越腹股沟韧带至股部，再分为前、后两支（占25%）或前、中、后三支（占17.5%）；无主干型在股部直接以前、后支（占35%）或前、中、后支（占22.5%）两种形式出现。

1.主干

出现率为42.5%，横径平均为4.4mm，前后径平均为0.9mm。主干在距髂前上棘10mm处跨越腹股沟韧带进入股部，经缝匠肌的前面或从肌的后面穿过该肌上部，行于阔筋膜两层之间，在股部的长度平均为18mm，多数在穿入浅层以前即分为2个或3个分支，少数以主干的形式穿出深筋膜。

2.前支

出现率为100%，横径平均为2.5mm，前后径平均为0.9mm。无主干型的前支在距髂前上棘6.1~32.0mm处跨越腹股沟韧带至股部，行于阔筋膜两层之间。在髂髌连线（髂前上棘与髌骨外侧缘的连线）的上1/3，股外侧皮神经基本上与此线段平行，绝大多数在其内侧10mm的范围内下降，分布于大腿前外侧部皮肤。在股部，其长度平均为85mm。穿阔筋膜浅出的部位距髂前上棘70.4mm。

3. 后支

出现率为100%，横径平均为2.4mm，前后径平均为0.7mm。无主干型的后支在距髂前上棘9.3mm处越过腹股沟韧带进入股部，于距髂前上棘30.7mm处，髂髌连线内、外侧各约4mm的范围内，穿深筋膜至浅层，分布于大腿外侧部上份的皮肤。此神经在股部的长度平均为30.0mm。

4. 中间支

出现率为40%，横径平均为1.8 mm.前后径平均为0.7mm。无主干型中间支在髂前上棘12.2mm处越过腹股沟韧带至股部，行于阔筋膜两层之间，于距髂前上棘63.1mm处，髂髌连线内、外侧各约4mm的范围内穿深筋膜至浅层，分布于大腿前外侧部皮肤。此神经在股部的长度为93mm。

股外侧皮神经由腰大肌外缘向下跨过髂窝，先位于髂筋膜深面，至近腹股沟韧带处即位于髂筋膜中，神经于髂前上棘内侧下方1.0~1.5cm处穿出腹股沟韧带的纤维性管道。纤维性管道长2.5~4.0cm，此处的神经干较为固定。剖开纤维性管道，见股外侧皮神经在髂前上棘内侧，与髂筋膜紧密连在一起，有纵横交错的纤维组织包裹神经，并与髂前上棘内侧附着成一片。股外侧皮神经出腹股沟韧带的纤维性管道后行于大腿阔筋膜下方，于髂前上棘下方3.0~5.0cm处穿过阔筋膜，在此点神经亦相对固定。在两处相对固定的神经段，正好位于髋关节的前方。随髋关节的屈伸，该段神经容易受到牵拉和挤压。另外，股外侧皮神经在骨盆内行程长、出骨盆入股部时形成的角度大、穿过缝匠肌的途径有变异等，均可能是诱发神经卡压的解剖基础。

二、病因

（1）由于股外侧皮神经在骨盆内行程长，出骨盆入股部时形成的角度大，穿过缝匠肌的途径有变异，且在穿腹股沟韧带的纤维性管道和阔筋膜时神经亦相对固定，因此当肢体活动或体位不当时，容易使其受到持续性牵拉、摩擦、挤压等，造成局部组织水肿，瘢痕形成，肌筋膜鞘管增厚，引起神经卡压。

（2）骨盆骨折、肿瘤、异物、石膏压迫股外侧皮神经，引起卡压。

（3）手术切取髂骨时，刺激或局部瘢痕粘连压迫神经。

（4）外伤或血友病发生的髂腰肌筋膜内血肿，亦可引起本综合征。

三、临床表现与诊断

患者以中老年人多见，可能与老年患者肌肉退化，纤维组织、腱性组织相对增多，易对神经产生压迫有关。患者主诉大腿前外侧麻木，有针刺或烧灼样疼痛，活动时显著加剧，卧床休息症状可缓解。可伴有股四头肌萎缩，可能是因疼痛使患肢活动减少所致。体检可见大腿前外侧刺痛觉减退或感觉过敏，在髂前上棘内下方有显著压痛点（图11-1）。主动前屈、后伸髋关节，或被动屈膝、屈髋和直腿后伸，均易使麻、痛症状加重。肌电图检查一般无异常发现。

为了明确诊断，应进一步用X线检查，以了解腰椎、骨盆及髋部有无骨性病变，或采用其他诊断技术除外肿瘤、结核、炎症或血友病等。

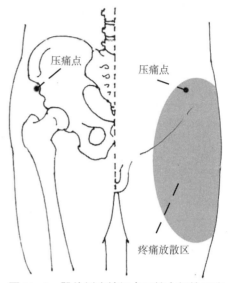

图11-1　股外侧皮神经卡压综合征的压痛点及其疼痛放散区

四、治疗

1. 保守疗法

多数可经保守治疗而愈。具体方法：在髂前上棘内下方麻痛点用醋酸曲安奈德注射液1.5mL，加2%利多卡因1.5mL局部封闭治疗。要求穿刺针入皮后，稍稍上下左右变换针尖位置，诱发麻痛后再注入药物。注射药物后，大腿外侧麻痛即消失。每周1次，3次为1个疗程。陈德松治疗的7例患者中，第1次局部封闭后有7例麻痛均有显著好转。随访6个月至2年，6例无感觉异常，仅1例残留部分感觉减退区。

对于因缝匠肌痉挛引起的股外侧皮神经卡压综合征，可采用推拿手法治疗，同时配合中药外敷或理疗。

2. 铍针疗法

对于保守治疗无效或反复发作者，可采用铍针疗法。患者取仰卧位，定位准确后做好皮肤压痕，常规消毒皮肤，用点刺法垂直进针（图11-2），当针尖抵达深筋膜层后，平行缝匠肌纤维方向行线式松解4~5针。注意铍针穿过筋膜层即可，不必进入肌肉，然后将针提至皮下，按压局部疼痛减轻或无压痛后出针。用无菌敷料压迫局部2~3分钟后结束治疗。保持局部干燥、清洁24小时。

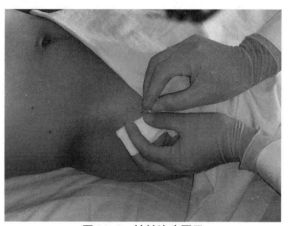

图11-2　铍针治疗图示

第三节　隐神经卡压综合征

一、相关解剖

隐神经是全身最长的皮神经，在腹股沟韧带下方由股神经分出后，隐神经与股动脉和股静脉沿缝匠肌内缘向下相伴而行进入收肌管。收肌管的前壁为股收肌腱板，在股收肌腱板上有一小裂孔，称为收肌管前口。隐神经与膝最上动脉由收肌管前口穿出收肌管，沿股内侧肌与大收肌间沟下行至膝关节内侧。由缝匠肌和股薄肌之间穿出深筋膜至皮下，伴大隐静脉下行至小腿内侧，沿胫骨内侧缘下行，至小腿下1/3分为两支，一支继续沿胫骨内侧缘下行至内踝，另一支经内踝前面行至足内侧缘。

二、病　因

隐神经在穿出收肌管前口时，由于被周围致密结缔组织包裹而无活动余地。因此，当肢体活动、体位不当时，神经容易受到持续性牵拉、摩擦、挤压等，造成局部组织水肿、粘连、瘢痕形成，进而引起神经卡压。在其终末支经过膝关节内侧骨突部时，由于该处皮下脂肪薄，缓冲能力差，且膝关节容易受伤，是隐神经最常发生卡压的部位。另外，老年膝关节退行性改变、骨质增生也是造成隐神经的膝关节内侧支卡压的一个重要原因。

三、临床表现与诊断

本病常见于中老年男性。患者膝内侧和小腿前内侧持续性疼痛及酸困感，行走时膝部发软，可因剧烈活动及站立过久而使疼痛加重，卧床休息症状可缓解，其压痛点及疼痛放散区如图11-3所示。直腿伸髋试验或屈膝试验亦可诱发疼痛加重。在大腿下1/3内侧的收肌管前口（即隐神经出口处）可有明显压痛及放射痛，叩之有麻感。膝内侧及小腿前内侧的皮肤感觉减退或过敏。如果卡压发生在隐神经的膝关节内侧支，则压痛局限在膝关节的内侧，为持续性的钝痛，且随膝关节的运动而使疼痛加重。局部触诊多可扪及痛性结节或条索状

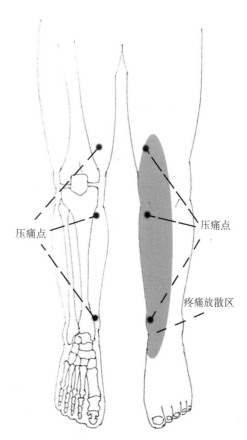

压痛点

压痛点

疼痛放散区

图11-3　隐神经卡压综合征的压痛点及其疼痛放散区

包块。

为了明确诊断，应进一步检查以除外下肢的慢性静脉功能不全、大隐静脉的炎症、神经根受压、动脉的疾病、膝关节炎、膝内侧半月板损伤和内侧副韧带炎等病症。

四、铍针治疗

1.铍针的入针点及入针方向的确定

应在压痛最明显处入针。根据研究结果，入针点应在髂前上棘和股骨内上髁连线内侧（7.1±2.1）mm，距股骨内上髁上方（118.2±16.5）mm处。铍针的刀刃方向应与髂前上棘和股骨内上髁连线呈11.5°±2.1°夹角或与之平行，以纵行多点式松解手法为主，进针深度以穿过深筋膜即可，完全可以达到松解被卡压的隐神经的目的。

2.铍针治疗中应避免损伤的结构

大隐静脉主干后缘距收肌管前口距离为（8.4±1.9）mm，术中应注意避免损伤。另外，在隐神经穿出点远侧有膝最上动脉伴行，术中刀刃始终要向上剥离，以免损伤膝最上动脉。如果进针过深，还有可能穿入收肌管，损伤其中的股动脉、股静脉；但股收肌腱板坚韧，股动脉和股静脉周围尚有疏松结缔组织，术中只要不做大幅度穿插动作，一般不易损伤。根据临床经验，只要熟悉解剖结构，铍针疗法是安全而有效的。

3.操作方法

对于发生在膝、踝部的隐神经分支卡压，铍针疗法是简捷、安全有效的。定位准确后，做好皮肤压痕标记，常规消毒皮肤，垂直点刺法进针（图11-4）。如果局部有痛性结节，用多点式松解3~4针；如果有条索状包块，用线式松解法垂直条索松解3~4针。注意该部位的皮下组织非常薄，需仔细掌握进针手法。铍针穿过筋膜即可，不要将针刺至骨面，以免引起不必要的疼痛。膝、踝部位的痛点较多，且互相重叠、掩盖，故应取得患者的密切配合，有时需经过几次反复松解才能完全解决问题。

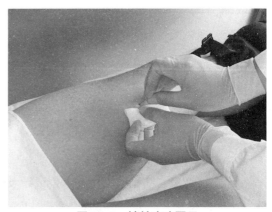

图11-4　铍针疗法图示

第四节　腓肠外侧皮神经卡压综合征

一、相关解剖

腓肠外侧皮神经来自腓总神经，于股骨内、外上髁连线上方，小腿后正中线外侧1.9cm处从腘窝发出，与腓总神经伴行一短段后，在小腿深筋膜与腓肠肌外侧头之间下降至小腿中部，穿出深筋膜，分布到小腿外侧和后面的皮肤。腓肠外侧皮神经主支的长度为3.5cm，外径为2.1mm。腓肠神经交通支自腓肠外侧皮神经的下端近腓骨小头处发出，斜跨过腓肠肌外侧头的浅面，在小腿中点处与腓肠内侧皮神经汇合，形成腓肠神经。腓肠神经交通支的出现率为90%（其中85%发自腓肠外侧皮神经，5%单独发自腓总神经主干），交通支长3.5cm，宽2.2mm。交通支中有91%与腓肠内侧皮神经吻合，吻合点在股骨内上髁、外上髁连线平面下方2.4cm附近，另外9%则单独下行。

二、病因

外伤、手术操作等因素可使局部深筋膜挛缩，纤维结缔组织增生，瘢痕组织形成，并导致腓肠外侧皮神经浅出小腿深筋膜处的通道狭窄，从而引起对神经的压迫。

三、临床表现与诊断

患者主诉小腿外侧酸痛、麻木，疼痛可向外踝后方及足背外侧放散，体检可发现小腿中、上段外侧有针刺痛觉减退或痛觉过敏区，小腿中、上段外侧有固定压痛点或Tinel征阳性，其压痛点及疼痛放散区见图11-5。诊断性神经阻滞对诊断具有较大帮助。肌电图检查可发现腓肠外侧皮神经感觉传导速度减慢，潜伏期延长。

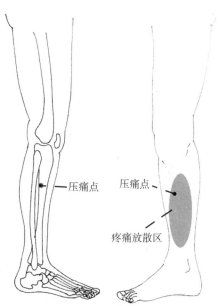

图11-5 腓肠外侧皮神经卡压综合征的压痛点及其疼痛放散区

四、治疗

1.保守疗法

在Tinel征最明显处用曲安奈德1.5mL加0.5%布比卡因1.5mL混合液局部封闭，每1~2周1次，连续3~4次，大多数患者可治愈。陈德松诊治过4例腓肠外侧皮神经卡压综合征的病例，认为该4例仅为腓肠外侧皮神经的分支卡压，是其分支在穿过小腿固有筋膜时受到卡压而产生了酸痛、麻痛的症状。4例患者在排骨小头下方、小腿中上段外侧有15cm×8cm左右的针刺痛觉明显减退区，并在减退区内叩击到Tinel征点，均在此点行局部封闭，平均3次，4例均被治愈。

2.铍针疗法

对于保守治疗无效或反复发作者，可选择铍针治疗。由于该部位的肌肉比较丰厚，进针时要注意解剖层次。深度以穿过深筋膜层为度，不要进入肌层，以免引起不必要的出血而加重治疗后的反应。患者取侧卧位，患侧朝上，定位准确后做好皮肤标记，常规消毒皮肤，双手持针点刺法进针（图11-6）。以痛点为中心行多点式松解3~5针，然后将针提至皮下，按压局部疼痛减轻或无压痛后出针，用无菌敷料压迫局部2~3分钟后结束治疗。保持局部清洁、干燥24小时。

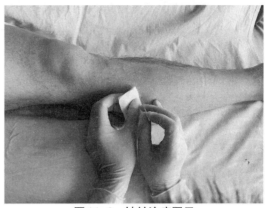

图11-6　铍针治疗图示

第五节　腓浅神经皮支卡压综合征

腓浅神经皮支卡压综合征是周围神经卡压综合征中少见的一种，Saragaglia等对此曾有报道。本病的发生与急、慢性骨筋膜室综合征有关，此时膨大的肌肉引起腓浅神经在穿出深筋膜处受压。Kopell（1980年）认为，腓浅神经在小腿远侧部穿出筋膜时，其开口（在筋膜）可成为肌疝的门户。劳损性骨筋膜室高压所致的卡压在运动员中多见（Garlin，1977年），但有些患者并无骨筋膜室高压等明显因素，姜成瑛等认为可能与腓浅神经出口部的深筋膜瘢痕性增生、纤维化并将腓浅神经向腓骨下端锐利的骨前嵴挤压等因素有关。

一、相关解剖

腓浅神经自腓总神经发出后穿行于腓骨长、短肌之间，后下行于腓骨长肌和趾长伸肌之间。有16.7%在小腿中、下1/3处穿小腿深筋膜浅出，72.2%在小腿上3/4和下1/4交界处穿深筋膜浅出，11.1%在小腿上4/5和下1/5交界处穿由深筋膜增厚而成的伸肌上支持带浅出。浅出处的皮神经直径为（2.5±0.2）mm，分为足背内侧皮神经和足背中间皮神经。足背内侧皮神经行于踝关节前方，分为两支，一支至踇趾内侧半，另一支分布于2、3趾相邻缘。足背中间皮神经行于足背外侧，发出趾背支分布于3、4、5趾背。腓浅神经皮支司除小趾外侧半和第1、2趾相对缘以外的踝前和足、趾背大部分区域的皮肤感觉。

造成腓浅神经皮支卡压综合征的解剖学基础包括腓骨下端锐利的骨前嵴、小腿致密的深筋膜或伸肌上支持带以及腓浅神经皮支的走行与分布。首先，在腓骨标本上观察到50%的腓骨下端存在较锐利的骨前嵴，并且63.3%的骨前嵴位于腓骨的下1/5。腓骨下端骨前嵴较高的出现率，是造成腓浅神经皮支卡压的骨性结构基础。其次，在腓浅神经皮支的解剖观测中发现，33.3%标本中该皮支跨越骨前，16.7%遭受小腿深筋膜或伸肌上支持带不同程度的卡压。这就提示：腓骨下端骨前嵴的存在及其小腿深筋膜和伸肌上支持带对腓浅神经皮支的卡压，可能是导致患者踝前和足背区疼痛的主要原因。另外，由于骨前嵴主要出现于腓骨下1/5，并且由小腿深筋膜增厚而成的伸肌上支持带也在此部位向外止于腓骨，故认为腓浅神经皮支穿出部位越低，遭受卡压的可能性越大，卡压的程度也越重。

二、病因

1.解剖因素

腓骨下端骨前嵴的存在以及小腿致密的深筋膜或伸肌上支持带对腓浅神经皮支的卡压，是导致腓浅神经皮支卡压综合征的解剖学基础。

2.外伤及劳损

当小腿外伤后，局部深筋膜挛缩，纤维结缔组织增生，并导致神经浅出处的通道狭窄，从而引起对神经的压迫。另外，当足跖屈、内翻时，腓浅神经皮支和小腿深筋膜被拉紧，而当足背伸、外翻时，神经和深筋膜均处于松弛状态。因此，踝关节的屈伸活动，容易使腓浅神经皮支在其穿出深筋膜处受到持续性牵拉和挤压。

3.骨筋膜室综合征

慢性劳损性骨筋膜室综合征，或胫腓骨骨折、骨筋膜室内出血等因素所致的急性骨筋膜室综合征，骨筋膜室内高压使肌肉由腓浅神经出口疝出，形成肌疝，从而造成对腓浅神经皮支的挤压。

三、临床表现与诊断

本病临床上较少见。患者主诉以小腿中、下段疼痛为主，疼痛可向踝前及足背放射，休息和晨起时减轻。由于疼痛发作与站立及行走时间长短有关，停止站立及行走、抬高患肢，疼痛可减轻或缓解，故又称为"站立性"疼痛。患者可有怕走远路等主诉。初起时站立或行走数十分钟后疼痛才发作，随着病史的延长，无痛站立、行走的时间缩短，疼痛加剧。体检可发现小腿外侧、踝前及足背皮肤感觉过敏或减退，小腿中、下段外侧有固定压痛点或Tinel征阳性，其压痛点及疼痛放散区见图11-7。足跖屈、内翻可加重疼痛。X线片检查无异常，肌电图检查可有腓浅神经感觉传导速度减慢，潜伏期延长。Garfon等（1977年）用放置测压管的方法直接测量肌间隔的压力来确定诊断，这

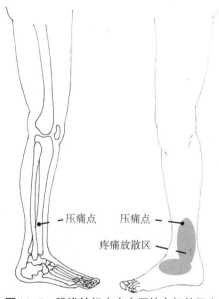

图11-7 腓浅神经皮支卡压综合征的压痛点及其疼痛放散区

对于由骨筋膜室高压所引起的腓浅神经皮支卡压综合征具有一定的诊断价值。Hoffert等（1984年）将外踝上痛点用利多卡因封闭，然后让患者用力活动，观察疼痛有无缓解，以此来明确疼痛是否由该神经卡压所引起。

本病的临床症状以小腿、踝前区及足背部的疼痛为主要特征，尤其是疼痛与久站或走远路有关。查体可发现小腿外侧下端有固定压痛点或Tinel征阳性，腓浅神经支配区感觉异常，足跖屈、内翻时疼痛加重。另外，X线检查和肌电图检查有助于本病的诊断。本病应注意与脉管炎、静脉炎、血管瘤等疾病相鉴别。

四、铍针治疗

铍针疗法对腓浅神经皮支卡压综合征的治疗作用主要是减低筋膜间室的内压。患者取患侧在上的侧卧位。找准压痛点后做好皮肤标记，常规消毒皮肤，垂直点刺进针，依次穿过皮肤、皮下抵达深筋膜层后，平行腓骨方向行多点式松解4~5针（图11-8）。注意穿过筋膜层即可，不必刺入肌肉或骨表面，待患者感觉局部酸胀后，将针提至皮下，按压局部痛点消失，将针拔出，用无菌敷料按压局部2~3分钟后结束治疗。保持局部干燥、清洁24小时。

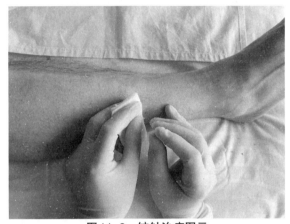

图11-8 铍针治疗图示

第六节 腋神经浅支卡压综合征

一、相关解剖

腋神经来自臂丛的后束，伴随旋肱后动脉穿四边孔，绕肱骨外科颈至三角肌深面。其运动支主要支配角肌；浅支自三角肌后缘穿出，分布于三角肌区及上臂上1/3外侧面皮肤。

二、病因

外伤、三角肌区反复肌内注射以及手术操作等因素，可使局部深筋膜挛缩，纤维结缔组织增生，瘢痕组织形成，并导致腋神经浅支的深筋膜出口狭窄，从而引起对神经的压迫。另外，局部的占位性病变，如脂肪瘤等，也可直接对神经造成压迫。

三、临床表现

患者主诉以肩及上臂外侧持续性隐痛、麻木不适为主。发病初期多为肩外侧麻木、酸胀感。以后可为持续性隐痛。查体可发现三角肌表面及上臂外侧皮肤针刺痛觉减退或痛觉过敏，三角肌后缘附近可触及皮下有条索状物，局部多有固定压痛点（图11-9）。Tinel征阳性。三角肌肌力正常，患侧前臂及手部功能正常，有些患者在肩外展时可出现肩及上臂外侧皮肤针刺样疼痛。

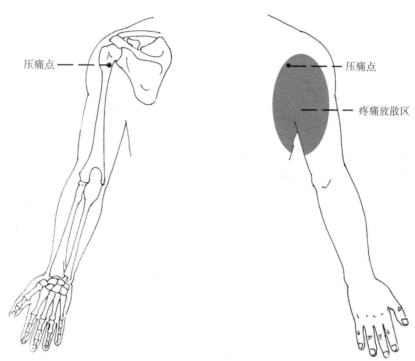

图11-9　腋神经浅支卡压综合征的压痛点及其疼痛放散区

四、治疗

1.保守疗法

保守疗法包括手法治疗、针灸、理疗、红外线、消炎镇痛药物、神经营养药物等。另外，可在压痛最明显处行局部封闭，每周1次，连续4次。

2.铍针疗法

对于保守疗法无效或反复发作者可行铍针治疗。患者取坐位，双手伏于桌上以保持体位不变。找准痛点后垂直三角肌进针，进针深度以穿过深筋膜为限，不要进入三角肌内，多点式松解3~4针（图11-10）。将针提至皮下，按压局部张力减低、疼痛减轻后出针，用无菌敷料按压局部2~3分钟后结束治疗。保持局部干燥、清洁24小时。

151

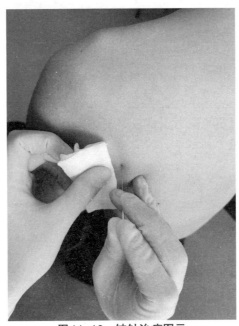

图11-10　铍针治疗图示

第七节　前臂内侧皮神经卡压综合征

一、相关解剖

前臂内侧皮神经起自臂丛内侧束。党瑞山等在15具成年尸体上对30例前臂内侧皮神经的分支类型、分布、穿深筋膜的形式和位置、走行与静脉的关系进行了解剖观察和定位测量。

1.前臂内侧皮神经的分支类型

根据30例前臂内侧皮神经有无主干的存在，分为主干型和无主干型两种类型。主干型出现29例［占（96.67±3.28）%］，根据分支数目的多少又分为2支（前、后支）和3支（前、中间、后支）两种类型，其中分为2支者27例［占（90±5.48）%］，分为3支者2例［占（6.67±4.56）%］；无主干型出现1例［占（3.33±3.28）%］，直接以前、后二支告终。

2.前臂内侧皮神经的分布

在对29例前臂内侧皮神经的解剖中发现，有18例在分为前、后支或前、中间、后支之前在臂部发出1~3支上臂皮支，共出现25支，其中发出1支者12例，占（66.67±11.11）%，发出2支者5例，占（27.78±10.56）%。这些上臂皮支细小，主要分布于臂中、下1/3处肱二头肌前面的皮肤。30例前支全部分布于前臂内侧掌侧面远至小鱼际处皮肤，30例后支全部分布于前臂内侧背侧面皮肤。

3.前臂内侧皮神经穿出深筋膜的形式和位置

前臂内侧皮神经以主干的形式穿出深筋膜者有10例，占（33.33 ± 8.60）%。以分支的形式（前、后支）分别穿出者出现20例，占（66.67 ± 8.60）%。另外，对30例前臂内侧皮神经穿出深筋膜的位置作了横向和纵向定位测量。纵向定位是指神经穿出深筋膜的位置距离肱骨内、外上髁连线（以下简称连线）的距离，横向定位是指神经穿出深筋膜的位置距内、外上髁连线中点垂线（以下简称垂线）的距离。经观察，无论是主干穿出深筋膜，还是以分支穿出深筋膜，其穿出点的位置全部在连线上方、垂线的内侧。10例前臂内侧皮神经主干的浅出点距离连线67~164mm，其中在连线上方80~140mmn处穿出深筋膜有6例，占（60.00 ± 15.49）%。距离垂线8~26mm，其中在垂线内侧10~20mm穿出者6例，占（60.00 ± 15.49）%。20例前支的浅出点距离连线64~168mm，其中在连线上方80 ~140mm穿出深筋膜有13例，占（65.00 ± 10.67）%。距离垂线4~20mm，其中在垂线内侧10~20mm处穿出者14例，占（70.00 ± 10.25）%；；20例后支的浅出点距离连线63~135mm，其中在连线上方80~135mm穿出者17例，占（85.00 ± 7.98）%。距离垂线9~30mm，其中在垂线内侧15~25mm处穿出者多见，出现15例，占（75.00 ± 9.68）%。

4.前臂内侧皮神经走行与静脉的关系

对30例前臂内侧皮神经的解剖发现，该神经从臂丛内侧束起始后，首先经过腋动、静脉之间，然后走行于腋静脉的内侧下行入臂与肱静脉伴行，行于臂部深筋膜深面与肱静脉之间。29例主干当中，位于肱静脉前方者有18例，占（62.07 ± 8.86）%，位于肱静脉内侧者出现11例，占（37.93 ± 8.86）%；30例前支在穿出深筋膜后全部走行于贵要静脉的前方向远侧走行；30例后支穿出深筋膜后与贵要静脉关系是：15例走行于贵要静脉的后方向远侧走行，占（50 ± 9.13）%；12例在贵要静脉的内侧下行，占（40 ± 8.94）%；3例在贵要静脉的前方下行，占（10.00 ± 5.49）%。

二、病因

肘部外伤、手术操作等因素可使局部深筋膜挛缩，纤维结缔组织增生，瘢痕组织形成，并导致前臂内侧皮神经浅出肘部深筋膜处狭窄，从而引起对该皮神经的压迫。

三、临床表现与诊断

患者主诉前臂内侧掌侧面刺痛或灼样痛，并可伴有麻木感。疼痛范围较广，患者多不能指出确切的痛点，体检可发现前臂内侧掌侧面有针刺痛觉减退或痛觉过敏区，在臂中、下 1/3 交界处的内侧附近有明显压痛点，Tinel征阳性，其压痛点及疼痛放散区见图11-11。诊断性神经阻滞可进一步明确诊断，在肘部贵要静脉旁注射0.25%布比卡因3~5mL，5~10分钟后如前臂内侧掌侧面的疼痛减轻甚至完全消失，则支持本病。肌电图检查可发现大多数患者前臂内侧皮神经传导速度减慢，动作电位潜伏期延长，波幅降低，严重者可记录不到动作电位。本病以前臂内侧掌侧面麻痛为主要症状，查体可发现前臂内侧掌侧面感觉异常，在臂中、下1/3交界处的内侧附近有明显压痛，Tinel征阳性。另外，电生理学检查和诊断性神经阻滞将有助于本病的确诊。

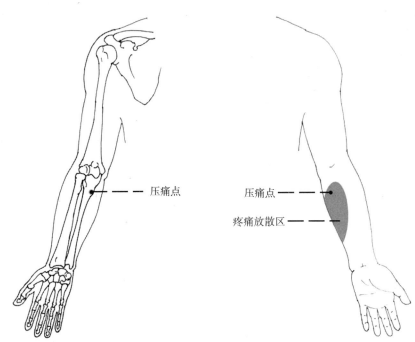

图11-11　前臂内侧皮神经卡压综合征的压痛点及其疼痛放散区

四、鉴别诊断

胸廓出口综合征

典型的臂丛神经受压症是下干受压型，常见于中年妇女，男女之比为1：3，20~40岁占80%以上，主要表现为患侧上肢酸痛、不适、无力、怕冷、手部麻木。体检时可发现患肢肌力稍差，手尺侧，特别是前臂内侧针刺痛觉明显改变，同时还可能存在大、小鱼际肌萎缩。特殊检查有：肩外展试验（Wright试验）、斜角肌挤压试验（Adson试验）、锁骨上叩击试验试验、锁骨上压迫试验、Roose试验、肋锁挤压试验等。颈椎X线片可能发现颈肋或第7颈椎横突过长。电生理检查在胸廓出口综合征的早期无特殊价值，可能会出现F波延长，其他多无异常发现。晚期尺神经锁骨段神经传导速度减慢则具有较高的诊断价值。

五、治疗

1.保守疗法

早期可采用保守疗法，包括肢体制动、理疗、红外线、温水浸泡、消炎镇痛药物、神经营养药物等。另外，亦可在肘关节内上方的Tinel征阳性点处行局部封闭，每周1次，连续4次。穿刺时应注意避免损伤贵要静脉。

2.铍针疗法

对于保守治疗无效或反复发作者，可选择铍针疗法。患者取坐位，伸肘前臂旋后位置于桌上。术者在触诊定位准确压痛点后，常规消毒皮肤，垂直点刺进针（图11-12）。该部位皮肤及皮下组织较薄，注意掌握进针深度，刺破筋膜层即可，不要进入肌层，以免造成不必要的出血和其他软组织的损伤。平行前臂轴线方向行线式松解3~5针，出针

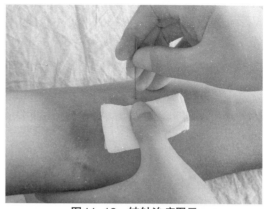

图11-12　铍针治疗图示

后用无菌敷料按压局部2~3分钟后结束治疗。保持局部干燥、清洁24小时。

第八节　前臂外侧皮神经卡压综合征

一、相关解剖

前臂外侧皮神经是肌皮神经的感觉支，当肌皮神经在肱二头肌深层发出数支肌支后，继续沿肱二头肌深层向前外侧走行，从肱二头肌和肱三头肌外侧头之间继续下行至肘部，穿出深筋膜，此时称为前臂外侧皮神经。在肘横纹处，前臂外侧皮神经位于头静脉与肘正中静脉之间，大约位于二头肌腱外侧1.5cm处。在前臂中、远端交界处，前臂外侧皮神经分为前支和后支。前支支配前臂桡侧部皮肤，其终末支支配桡腕关节、指间关节和大鱼际部分皮肤。后支沿头静脉向后下，至桡骨远端外侧界，支配腕背桡侧和第2、3掌骨基部。偶发分支支配腕背桡侧和拇指背侧。

1.前臂外侧皮神经穿深筋膜的位置

朱氏分别进行了纵向定位和横向定位的测量。纵向定位即距内、外上髁连线的距离，横向定位即距内、外上髁连线中点垂线的距离。在30侧标本中，29侧是以主干穿深筋膜，其中16侧位于内、外上髁连线的上方，距离连线0~13.0mm；13侧位于内、外上髁连线的下方，距离连线4.0~32.0mm。而且29侧均位于内、外上髁连线中点垂线的外侧，距离连线5.0~26.0mm，只有1侧以分支穿深筋膜，纵向定位是在内、外上髁连线的下方7.0mm处，横向定位在内、外上髁连线中点垂线的外侧，前支距垂线14.0mm，后支距垂线16.0mm。

2.前臂外侧皮神经与头静脉的关系

30侧标本中，前臂外侧皮神经主干位于肘窝处，22侧在头静脉深面伴行，占（73.3±8.1)%；4侧在头静脉内侧伴行，占（13.3±6.2)%；4侧在头静脉外侧伴行，占（13.3±6.2)%。前支在前臂上、中1/3处，27侧在头静脉内侧下行，占（90.0±

5.5）%；2侧在头静脉深面下行，占（6.7±4.6）%；1侧在头静脉外侧下行、占后支在前臂上、中1/3处，18侧在头静脉内侧下行，占（60.0±8.9）%；11侧在头静脉外侧下行，占（36.7±8.8）%；1侧在头静脉深面下行，占（3.3±3.3）%。

二、临床表现与诊断

1.病史

患者常有重复性屈肘、伸肘、旋前的病史，打网球者多见。有些患者可有同侧手臂头静脉注射史或静脉炎史。

2.症状

前臂桡侧及腕背有刺痛、烧灼感和麻木。

3.体征

前臂桡背侧针刺痛觉改变大多为减退，少部分患者为过敏，屈腕时麻痛可能加重。在肘横纹处肱二头肌腱外侧附近有明显压痛，Tinel征阳性。其压痛点及疼痛放散区见图11-13所示。

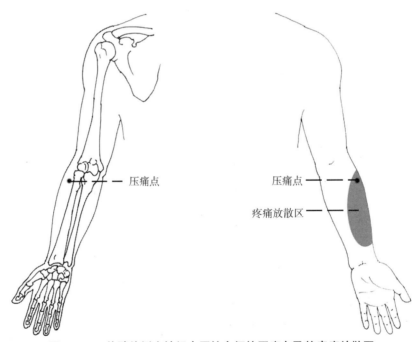

图11-13　前臂外侧皮神经卡压综合征的压痛点及其疼痛放散区

4.特殊检查

（1）电生理检查：大多数患者可发现神经传导速度减慢，动作电位潜伏期延长，波幅降低，严重者可记录不到动作电位。

（2）诊断性神经阻滞：在肘部头静脉旁注射0.25%布比卡因3~5mL，5~10分钟后如前臂桡侧疼痛减轻甚至完全消失，则支持前臂外侧皮神经卡压综合征的诊断。

本病以前臂桡背侧麻痛为主要症状，查体可发现前臂桡背侧感觉异常，在肘横纹处肱二头肌腱外侧附近有明显压痛，Tinel征阳性。电生理学检查和诊断性神经阻滞有助于本病的诊断。

三、鉴别诊断

1.神经根型颈椎病

主要症状是受累神经根的根性痛，颈部疼痛不适，肌肉僵硬，活动受限，肌肉萎缩，肢体感觉异常区域与受累神经根节一致。叩顶试验、臂丛牵拉试验均可呈阳性。X线片示：椎间隙狭窄，椎间关节、椎钩关节和椎体边缘骨质增生、硬化，颈椎生理曲度消失等。颈部X线片、颈部MRI有助于鉴别诊断。

2.桡神经浅支卡压综合征

本病以手背及前臂远段桡侧疼痛为主要症状，查体可发现前臂桡侧中、下1/3交界处有固定压痛点，Tinel征阳性，手背及前臂远段桡侧感觉异常，握拳、屈腕、前臂旋前时疼痛加重。另外，电生理学检查和诊断性神经阻滞有助于本病的诊断。

四、治疗

1.保守疗法

包括肢体制动、理疗、红外线、温水浸泡、消炎镇痛药物、神经营养药物等治疗。另外，亦可在肘横纹处肱二头肌腱外侧附近的Tinel征阳性点行局部封闭，每周1次，连续4次。穿刺时应注意避免损伤头静脉。

2.铍针疗法

对于保守治疗无效或反复发作者，可选择铍针疗法。患者取坐位，屈肘，前臂旋前位置于桌上。定位准确后做好皮肤压痕标记，常规消毒皮肤，用双手点刺法进针，穿过皮肤、皮下后，沿桡骨轴线方向行线式松解深筋膜3~4针（图11-14）。该处肌肉比较丰厚，进针时应注意深度，穿过深筋膜即可。将针提至皮下，按压局部无压痛后出针，用无菌敷料覆盖24小时后结束治疗。

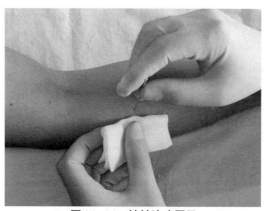

图11-14　铍针治疗图示

第九节　桡神经浅支卡压综合征

Wartenberg于1932年首次描述了由前臂桡神经浅支卡压所引起的手背桡侧麻痛、

感觉减退的病例，这些患者在桡神经浅支的行径中有触觉过敏，并有握力的降低；并发现腕关节尺偏时，可出现刺痛，当前臂旋前时症状加重。Wartenberg当时认为该病是由桡神经浅支单纯性神经炎所引起的，因此临床上也称之为Wartenberg综合征。1986年Dellom报告了51例病例，并认为桡神经浅支在前臂的卡压是引起该病的重要原因。

一、相关解剖

桡神经浅支在前臂可分为深、浅两段，桡神经浅支进入前臂后，依次跨过旋后肌、旋前圆肌、指深屈肌和拇长屈肌的前方，此段为肱桡肌所掩盖，故称深段；在前臂中、下1/3交界处，桡神经浅支经肱桡肌腱后缘浅出，穿深筋膜居皮下，在分出内、外支之前，称为浅段。

王之一等在30例成人上肢标本上观测了桡神经浅支的长度、浅出处和分支处的位置以及与头静脉的位置关系。

1.浅段的长度

浅段长度为1.7~9.2cm。浅出处神经前后径为0.5~1.3mm，横径为1.2~4.3mm。

2.桡神经浅支浅出处和分支处的位置

桡神经浅支在前臂中1/3下份浅出者，占83.3%（25例）；在前臂下1/3上份浅出者，占16.7%（5例）。以桡骨茎突为标准进行测量，浅出处距桡骨茎突的距离为6.3~10.2cm，在7.8~10.2cm之间者，占80%（24例）。桡神经浅支多数（96.7%）在桡骨茎突近侧分为内、外两支，距离桡骨茎突1.2~7.3cm。少数（3.3%）在桡骨茎突远侧0.5cm处分为内、外两支。桡神经浅支经桡骨茎突背侧进入手背者23例，占76.7%；经桡骨茎突桡侧进入手背者5例，占16.7%；经桡骨茎突掌侧进入手背者2例，占6.6%。外支经拇长展肌腱和拇短伸肌腱之间进入手背；内支与拇长伸肌腱交叉，在桡骨茎突近侧0.3~1.4cm处交叉者占30%（9例），在桡骨茎突远侧0.2~2.1cm处交叉者占70%（21例）。

3.桡神经浅支与头静脉的位置关系

桡神经浅支在浅出处有90%（27例）位于头静脉的内侧，与其紧密伴行；10%（3例）的肢体头静脉位于桡神经浅支的浅面与其重叠伴行。在桡骨茎突近侧1.4~9.4cm处有86.7%（26例）的头静脉经桡神经浅支的浅面与其交叉，而后行于神经的内侧；13.3%（4例）的头静脉未与神经交叉。

二、病因

根据解剖学的观察发现，桡神经浅支从肱桡肌肌腹和肌腱移行处与桡侧腕长伸肌腱之间的裂隙内由深层穿入浅层。在深层肌腱致密、坚实、无伸缩性，而且在肌腱间隙处有较多的纵横纤维环包神经，并将之与肌腱连在一起，比较固定。因此当剧烈运动、肌肉强烈收缩时，有可能发生机械性神经卡压。另外，局部外伤、扭伤等因素亦可造成肌腱粘连或神经周围结缔组织增生，从而引起神经卡压；而桡神经浅支进入浅层后的部分有一定的滑动度，当手部握拳、腕关节屈曲和前臂旋前时，桡神经浅支均被拉紧，而当伸指、腕背伸、前臂旋后时神经均松弛。由此可见，当腕关节长期反复活动，特别是由于职业的需要，桡神经浅支就可能长期被反复地牵拉、摩擦，神经及周围组织水肿、纤维化，甚至瘢痕组织形成，导致神经卡压。

三、临床表现与诊断

（一）症状

1.外伤劳损史

大多数患者有前臂外伤、扭伤和反复腕关节活动史，包括需长期伸屈腕关节和旋转前臂史。

2.手背及前臂远段桡侧疼痛

疼痛呈锐痛、灼性样或针刺样痛，并可有麻感。腕关节用力活动时疼痛加剧，休息时明显减轻。疼痛范围较广泛，患者多不能指出确切的痛点，有时疼痛还可放射至肘部甚至肩部。

（二）体征

（1）前臂桡侧中、下1/3交界处，亦有上3~4cm处有明显压痛点，Tinel征阳性，其压痛点及疼痛放散区见图11-15。

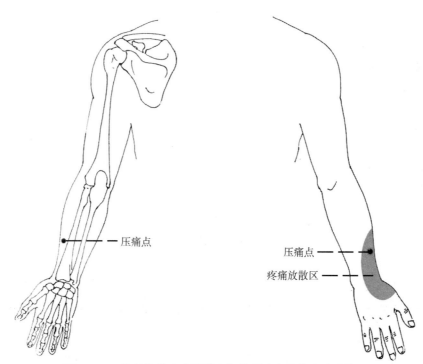

图11-15　桡神经浅支卡压综合征的压痛点及其疼痛放散区

（2）手背及前臂远段桡侧感觉异常，包括针刺痛觉减退、丧失或过敏，触觉和两点辨别觉异常。Dellon报道的51例病例全部有感觉改变。陈德松诊治了20余例桡神经浅支卡压综合征的患者，均有手背及前臂桡侧感觉的改变。

（3）患者因手部疼痛不能用力，可出现握力明显下降。

（4）屈腕握拳、屈腕尺偏、前臂旋前均可诱发疼痛。

（三）特殊检查

1.电生理检查

大多数患者可发现神经传导速度减慢，动作电位潜伏期延长，波幅降低，严重者可记录不到动作电位。

2.诊断性神经阻滞

在前臂桡侧Tinel征最显著部位注射2%普鲁卡因5mL，10~20分钟后症状改善，疼痛减轻甚至完全消失，手指力量增强。由于该注射点和前臂外侧皮神经相距太近，可先于前臂近端头静脉旁注射普鲁卡因，以排除前臂外侧皮神经引起的疼痛。

本病以手背及前臂远段桡侧疼痛为主要症状，查体可发现前臂桡侧中、下1/3交界处有固定压痛点，Tinel征阳性，手背及前臂远段桡侧感觉异常，握拳、屈腕、前臂旋前时疼痛加重。另外，电生理学检查和诊断性神经阻滞有助于本病的诊断。

四、鉴别诊断

1.腕部韧带损伤

常有外伤史，局部压痛显著，无感觉障碍。

2.桡骨茎突狭窄性腱鞘炎

本病多见于从事手工业劳动的工人及家庭妇女。发病年龄多在30~50岁之间，男女之间发病率之比为1∶10。其主要临床症状为桡骨茎突处疼痛明显，特别是在屈曲拇指和腕关节尺偏与前臂旋前时，疼痛常可加重，有时可向拇指及前臂放射，检查时见桡骨茎突处可略有肿胀，压痛明显，但无感觉障碍区，有时尚可出现捻发音。晚期局部增厚。Finkelstein征阳性：即将患手拇指置于掌心，握拳，并使腕部向尺侧屈曲，患者可因过度牵拉二腱、挤压腱鞘而发生疼痛，但是如果使拇指置于掌外握拳，再使腕向尺侧屈曲，则无疼痛。于拇长展肌、拇短伸肌腱鞘内注射0.25%布比卡因，疼痛立即消失。

3.前臂外侧皮神经卡压综合征

患者常有重复性屈肘、伸肘、旋前的病史，打网球者多见。有些患者可有同侧手臂头静脉注射史或静脉炎史。本病以前臂桡背侧麻痛为主要症状，查体可发现前臂桡背侧感觉异常，在肘横纹处肱二头肌腱外侧附近有明显压痛，Tinel征阳性。可于肘部头静脉旁注射0.25%布比卡因3~5mL，如疼痛消失，则支持前臂外侧皮神经卡压综合征的诊断，如不能消失则为桡神经浅支卡压综合征。

4.神经根型颈椎病

主要症状是受累神经根的根性病，颈部疼痛不适，肌肉僵硬，活动受限，肌肉萎缩，肢体感觉异常区域与受累神经根节一致，叩顶试验、臂丛牵拉试验均可呈阳性。X线片示：椎间隙狭窄，椎间关节、椎钩关节和椎体边缘骨质增生、硬化，颈椎生理曲度消失等。颈部X线片、颈部MRI有助于鉴别诊断。

五、治疗

1.保守疗法

保守疗法包括腕关节制动、理疗、红外线、温水浸泡、抗感染药物、神经营养药物等治疗。另外，可于前臂桡侧Tinel征最明显点行局部封闭。具体方法：曲安奈德1mL、2%利多卡因2mL，每周1次，连续4次。穿刺时针尖抵达骨膜后退出1~2mm，慢慢注入药物，每注入1mL退出2mm，应注意避免损伤头静脉。陈德松为21例桡神经浅支卡压综合征的患者行局部封闭治疗，18例症状完全消失，大多随访2年以上无复发。

2.铍针治疗

对于保守治疗无效或反复发作者，可选择铍针治疗。患者取坐位，前臂中立位置于桌上。定位准确后做好皮肤压痕标记，常规消毒皮肤，双手点刺法进针（图11-16）。穿过皮肤、皮下后，沿桡骨纵轴方向行线式松解深筋膜3~4针，将针提至皮下，按压局部至压痛消失后出针。以无菌敷料按压局部2~3分钟，之后用无菌敷料覆盖24小时后结束治疗。

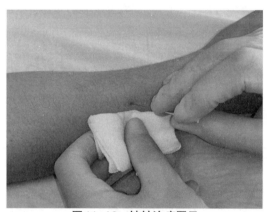

图11-16　铍针治疗图示

第十节　正中神经掌皮支卡压综合征

一、相关解剖

正中神经行至前臂下段，进入腕管之前发出一皮神经，即正中神经掌皮支（PCN）。该神经发出后沿掌长肌腱桡侧浅出，并向桡侧跨过桡侧屈腕肌腱，在腕掌侧横韧带浅面下行至手掌部，支配手掌桡侧半皮肤的感觉。掌皮支虽然是一条较小的皮神经，但由于手的运动十分灵活而复杂，因此掌皮支损伤不仅可以引起感觉迟钝或丧失乃至痛性神经瘤，而且也可以产生感觉性运动失调或不能运动。另外，由于掌皮支内含有支配汗腺分泌的交感神经纤维，所以掌皮支损伤又可以影响手掌部尤其是鱼际区的汗腺功能。

姚万才、王效杰在成人尸体上观测了50例上肢正中神经掌皮支的解剖形态。

1.掌皮支的来源及行程

50例上肢均存在掌皮支，全部自正中神经桡侧发出，位于掌长肌腱与桡侧腕屈肌腱之间的深面。发出点距离远侧腕横纹与中指延长线交点（简称交点）近侧2.3~79.2mm。掌皮支发出后，伴随正中神经主干远行，在交点近侧3.0~28.7mm处离开主干穿出前臂筋膜。掌皮支穿腕横韧带或在腕横韧带掌侧面向手掌方向走行，在交点远侧4.2~15.3mm处穿出掌腱膜。掌皮支长度即自起点到第1条分支之间的距离为24.8~97.3mm。掌皮支起点宽度为0.4~2.7mm。掌皮支位于舟骨结节内侧，距舟骨结节中点的垂直距离为4.0~13.1mm。

2.掌皮支的主要分支及分布

有3个分支的占56.0%（28侧），其外侧支分布于大鱼际区，内侧支趋向于小鱼际区，中间支分布于掌心区。有2个分支的占30%（15侧），其中只有外侧支和中间支而无内侧支的占22.0%（11侧），分布于大鱼际区和掌心区；无中间支，只有内侧支和外侧支的占8.0%（4侧），分布于大、小鱼际区。有1支的占14.0%（7侧），其中只有外侧支的占8.0%（4侧）；只有中间支的占6.0%（3侧），但常从中间支上发出数条小支分布于主干的内、外侧。另外，有16.0%（8侧）掌皮支发出深支与正中神经肌支相吻合。有1侧掌皮支发出返支与前臂外侧皮神经相吻合。

二、病因

桡侧屈腕肌腱在该神经横跨时易对其产生卡压，腕关节掌侧的肿块也易对该神经产生卡压。Dowdy等（1994年）发现，有少数患者的掌皮支直接自掌长肌腱扩张部当中穿出，这更增加了该神经被卡压的机会。另外，腕舟状骨骨折和克氏针固定亦可能造成正中神经掌皮支周围纤维组织增生、瘢痕组织收缩，从而引起神经卡压。

三、临床表现与诊断

（1）手掌部疼痛，并常伴有麻木感。

（2）腕关节掌侧常有固定压痛点，叩击该点可引起麻痛，并向手掌部放射（Tinel征阳性）。其压痛点及疼痛放散区见图11-17。手掌桡侧针刺痛觉减退或过敏。

（3）腕关节掌面常可触及一结节样肿物。

（4）手指远端皮肤感觉正常，手指屈伸活动正常，腕背屈时疼痛加剧，手掌部发麻。

（5）电生理检查无腕管内正中神经卡压表现，腕部X线片检查正常。

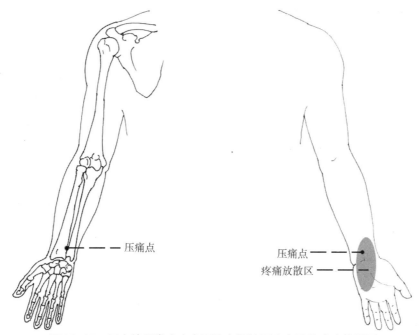

压痛点

压痛点
疼痛放散区

图11-17 正中神经掌皮支卡压综合征的压痛点及其疼痛放散区

四、鉴别诊断

腕管综合征

本病常见于30~60岁之间的成年人，男女之比为1：5。患者主诉以桡侧三个半指掌侧疼痛、麻木、感觉异常为特征。这些症状也可在环、小指或腕管近端出现。掌部桡侧近端无感觉异常，这是因为正中神经掌皮支自正中神经发出后不经腕管，直接支配到感觉区。疼痛常在夜间加重，可有麻醒史，醒后行甩手或搓手等活动后好转。反复屈伸腕关节后亦可使症状加重。当症状进一步加重，出现手部无力，精细动作受限，如以捏握物品障碍及物品不自主从手中掉下为主诉。物理检查对腕管综合征的诊断具有重要价值。物理检查包括感觉检查（两点辨别觉检查、单丝检查、振感检查）以及Phalen试验、止血带试验、腕部叩击试验等激发试验。肌电图检查对腕管综合征的辅助诊断和鉴别诊断具有重要价值。腕以下正中神经感觉和运动传导减慢是肌电图的典型表现。根据临床表现，结合肌电变化，有助于与其他卡压综合征相鉴别。

五、治疗

1.保守疗法

保守疗法包括腕关节制动、理疗、红外线、温水浸泡、抗感染药物、神经营养药物等治法。另外，可于腕关节掌面Tinel征最明显点用曲安奈德1.5mL加0.5%布比卡因1.5mL行局部封闭，每1~2周用1次，连续3~4次。病程短、症状轻的患者常能被治愈。

2.铍针疗法

经上述保守疗法治疗无效，局部又无肿物发现者，可行铍针治疗。准确定位后，做好皮肤压痕标记，该部位的皮肤及皮下组织较薄，深层有桡动脉和正中神经通过，注意避免损伤。要点是在触诊时逐层体会，直至深达骨面。双手点刺法进针，进针深度以穿过深筋膜为度（图11-18）。多点式松解3~5针，出针后用无菌敷料按压局部2~3分钟，之后用无菌敷料覆盖24小时后结束治疗。

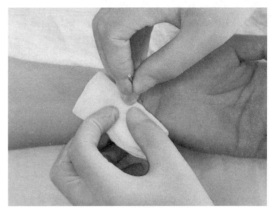

图11-18　铍针疗法图示

第十一节　尺神经手背支卡压综合征

一、相关解剖

尺神经手背支自尺神经分出后，在尺骨茎突或茎突上方（0.5~4.0cm）处，转至手背。至腕关节处分为2~3条指背神经，1支分布于小指尺侧，1支至环指、小指的相对缘，如有第3支即至中指、环指的相对缘或仅至环指的桡侧。手背支在手背的行程中，还分支支配手背尺侧的皮肤。

张成立等在20具成年尸体上观测了40例尺神经手背支的形态。

1.走行

尺神经手背支在尺骨茎突近侧（55.55 ± 1.20）mm处尺侧腕屈肌的深面自尺神经发出。然后斜向内下方走行，穿离尺侧腕屈肌腱的内侧缘，在尺骨茎突内上方附近分支转向手背。

2.长度

尺神经手背支的长度平均为（52.80 ± 1.88）mm，将其分成两段，即从起点至穿离尺侧腕屈肌腱内侧缘时为一段，由此再至其分为指背神经时为另一段，前一段的长度平均为（32.15 ± 0.93）mm，后一段的长度平均为（20.6 ± 0.95）mm。

3.投影

为了便于确定尺神经手背支的位置以利寻找，把肱骨内上髁与尺骨茎突之间作一条连线，并测量了尺神经手背支行经的4个标志点至此连线的距离。结果显示：尺神经手背支的起点、行经尺侧腕屈肌深面与尺骨之间处、穿离尺侧腕屈肌腱内侧缘处、分出指背神经处4个标志点在连线上距尺骨茎突的距离分别为（54.35 ± 1.16mm）、（31.54 ± 1.10）mm、（23.65 ± 0.86）mm、（5.88 ± 0.45）mm；距连线的垂直距离分别为（11.78 ± 0.36）mm、（9.15 ± 1.38）mm、（7.03 ± 0.37）mm、（2.63 ± 0.37）mm。

当腕关节桡偏及掌屈时，尺神经手背支和腕背软组织被拉紧；而当尺偏及背屈时，神经和腕背软组织均处松弛状态。另外，由于尺神经手背支行经尺侧腕屈肌深面与尺骨之间（贴近尺骨），故该处发生创伤时容易损伤尺神经手背支。

二、病因

目前，对于尺神经手背支卡压综合征的病因尚未了解清楚，可能与长期、反复的屈伸腕关节活动以及局部的外伤有关。

三、临床表现与诊断

患者主诉腕背及手背尺侧疼痛，疼痛性质为酸痛、胀痛，并常伴有麻木感。腕关节用力活动时疼痛加剧。尺骨小头附近常有一明显压痛点。按压时可引起手背麻痛，甚至可放射至手背尺侧一个半或两个半手指（Tinel征阳性）。其压痛点及疼痛放散区见图11-19。在腕背细致检查针刺痛觉，发现腕背及手背尺侧针刺痛觉减退、丧失或过敏，触觉和两点辨别觉异常。腕关节被动桡偏及掌屈时可诱发疼痛加重，而尺偏及背屈时疼痛无变化。在Tinel征最显著部位注射0.25%布比卡因3~5mL，5~10分钟后腕背及手背尺侧疼痛可减轻甚至完全消失。

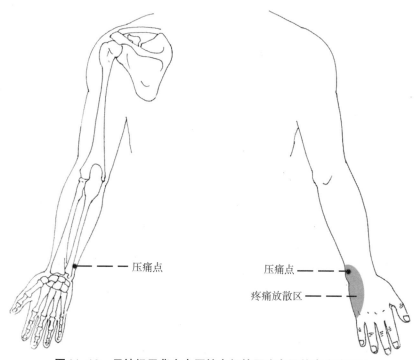

压痛点

压痛点

疼痛放散区

图11-19　尺神经于背支卡压综合征的压痛点及其疼痛放散区

本病的临床症状以腕背及手背尺侧疼痛为主要特征。查体可发现尺骨小头附近常有固定压痛点或Tinel征阳性。尺神经手背支的支配区感觉异常，腕关节被动桡偏及掌屈时疼痛加重。诊断性神经阻滞有助于本病的诊断。

四、鉴别诊断

1.肘管综合征

常见于中年男性，以体力劳动者多见，本病可以是单侧发生，也可以是双侧发生，起病可以是急性或慢性。患者的主诉常为环、小指麻木不适，刺痛感或蚁走感，还可出现手部无力、握力减退、精细动作不灵活等症状。查体可发现手部尺侧一个半手指、小鱼际以及手背尺侧刺痛觉减退、消失或过敏。根据病程不同，手内肌可有不同程度的萎缩，早期可出现手部肌无力现象，晚期可出现"爪形手"畸形。肌力减退最突出的表现是小指处于外展位，不能内收，握力、捏力减弱。重症者肌肉完全麻痹。有时尺侧腕屈肌和指深屈肌受累而肌力减弱。尺神经随着肘关节屈伸，在肱骨内上髁上方有异常活动，有时可摸到肘部一端尺神经增粗或有梭形肿大，并可有压痛。患者肘部Tinel征阳性，但这在正常人中也可存在。屈肘试验阳性（完全屈肘1~3分钟时，可出现手部尺侧麻木或感觉异常）对于肘管综合征的诊断具有一定特异性。肌电图检查显示肘部尺神经的感觉和运动传导速度均减慢。

2.腕尺管综合征

通常又被称为Guyon管尺神经卡压综合征。本病常为慢性职业劳损，多见于木工、铁工、铲掘工、骑自行车长途旅行者。最常见的病因是结节性压迫，如腱鞘囊肿、腕骨骨折、异位肌肉等。

临床表现为沿尺神经分布区疼痛，感觉异常、减退或麻木（但环指、小指背侧感觉良好，因尺神经手背支未受损），手内在肌肌力差，可呈"爪形手"畸形（骨间肌萎缩，第4、5掌指关节延伸，指间关节屈曲），小鱼际基底部有压痛或可触及肿块，手背尺侧感觉正常（因手背皮肤感觉支发自前臂中、下1/3）处即可排除尺神经近端的压迫。Tinel征、Phalen及Froment试验均呈阳性。有人认为：由于尺管解剖的特点，所以受压的部位不同而临床的表现亦有差异。因而，正确判断尺神经受压平面取决于神经的运动和感觉功能损害表现。如在豌豆骨处嵌压，则产生混合性神经损伤；当压迫出现在钩骨钩突时，则产生手内在肌，尤其是骨间肌运动麻痹症状而感觉正常（豆-钩裂孔综合征）；压迫如在尺管的远侧，则只出现感觉异常。可将其分为5型：①感觉与运动混合型；②纯感觉型；③纯运动型；④除小鱼际肌外运动型；⑤远端运动型。个别病例与腕管综合征同时并发。

五、治疗

1.保守疗法

保守疗法包括肢体制动、理疗、红外线、温水浸泡、抗感染镇痛药物、神经营养药物等疗法。另外，可行局部封闭治疗，在尺骨小头附近的Tinel征阳性点注入0.5%布比卡因0.75mL加曲安奈德0.75mL的混合液，每周1次，连续4次。

2.铍针疗法

在上述保守疗法无效时,可选用铍针疗法。找准痛点后,局部做好标记,常规消毒皮肤,因这个部位的皮下组织较薄,用点刺法进针即可(图11-20)。在筋膜层用单点式松解,治疗中须注意,该处皮肤松弛,活动度大,术者应注意保持进针方向,以免偏离治疗部位。

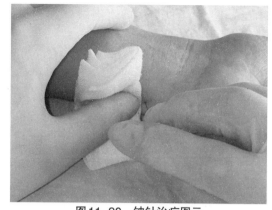

图11-20 铍针治疗图示

第十二节 指神经卡压综合征

一、相关解剖

指掌侧总神经及指固有神经均有动脉伴行。指掌侧总动脉在掌骨头平面分叉,分为两条指掌侧固有动脉。指掌侧总神经分为两条指掌侧固有神经的位置,在动脉分叉平面近侧约1.5cm处(相当于远侧掌纹平面)与指掌侧固有动脉在掌指关节平面才完全相伴行,形成血管神经束,沿指屈肌腱鞘两侧行向远端。指掌侧固有动脉和神经的位置及排列关系恒定,以各指中轴为准,在近节指和中节指,神经位于动脉内侧。指固有神经沿途发出数条细小支至指掌面及背侧面,在近节指近端1.0cm处恒定地发出横径为1.0~1.2mm的背侧支,斜行越过动脉浅面行向远侧指间关节背面,支配中、远节指背侧皮肤。

指掌侧总神经容易在掌心三角区被卡压,这与此部位的解剖特点有密切关系。在手掌侧,皮肤向深面发出垂直的纤维束穿过浅筋膜连于深筋膜、腱鞘及掌骨等深部结构。手掌侧浅筋膜中的脂肪组织被分割成许多海绵状的皮下脂肪衬垫,这种衬垫在鱼际处较厚,掌心中央三角区较薄,在粗皮纹处阙如。皮下脂肪衬垫的主要功能为保护深面的血管神经束。在某些外在因素下,如掌腕部的挤压或断离伤。手部缺血时间长及清创不彻底等,伤后手部明显肿胀、感染,使掌心三角区脂肪衬垫水肿、硬化、瘢痕组织增生,最终导致掌腱膜及其深、浅面的垂直纤维束挛缩,造成食指、中指掌侧总神经及相应的指掌侧固有动脉在掌心三角区处受压。

在手指部,手指两侧皮下组织聚集形成纤维隔,分别由指骨及指腱鞘的内、外侧伸向皮肤,称为皮肤韧带。每一指骨的一侧均有掌侧和背侧皮肤韧带(Grayson和Cleland韧带),指掌侧固有血管、神经即位于两韧带之间。这些纤维和韧带使手掌的皮肤固定,持物稳定,也保护了手掌侧的神经血管,不致在握物时直接受压。当然这也是指掌侧固有神经卡压的潜在原因。

二、病因

指神经卡压综合征的病因是多方面的，但往往都有一个慢性、反复性损伤的病史。如在长期劳动中，被有棱角的砖头、不光滑的工具、钢丝提梁等压迫造成的损伤，而蚓状肌管的掌浅横韧带和拇指指根部浅层支持带增生明显，为指神经卡压综合征的主要病因。此外，指掌侧总动脉和指掌侧固有动脉有时可能和指掌侧总神经或指掌侧固有神经交叉而产生卡压。

三、临床表现与诊断

指神经是感觉神经，因此指掌侧总神经或指掌侧固有神经卡压综合征的主要临床表现是该神经支配的手指两侧或一侧疼痛、麻木和感觉的减退。其压痛点及疼痛放散区见图11-21所示。少数患者可产生该手指的交感神经损伤的症状，手指皮肤干燥、无汗。在掌心或手指处可查到Tinel征阳性。电生理学检查显示受压指神经的传导速度减慢或未能引出感觉神经动作电位。指神经卡压综合征易与少数表现特殊的腕管综合征相混淆，仔细地检查Tinel征，常可以鉴别。

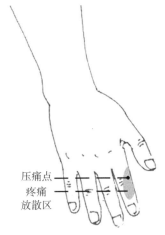

图11-21 指神经卡压综合征的压痛点及其疼痛放散区

四、治疗

1.保守疗法

可采用局部封闭治疗，用曲安奈德0.5mL加0.5%布比卡因0.5mL，在Tinel征阳性点注入，每周1次，连续4~6次。同时辅以理疗、红外线、温水浸泡、抗感染药物、神经营养药物等治疗。

2.铍针疗法

手部对疼痛比较敏感，有条件的可在局部麻醉下进行，但一定要在找准压痛点并做好局部皮肤压痕标记后再消毒，注射局部麻醉药物。一般用单点式松解即可。进针深度以穿过深筋膜为度（图11-22），拔针后用无菌棉球或纱布按压进针点2~3分钟，之后用无菌敷料敷盖24小时后结束治疗。

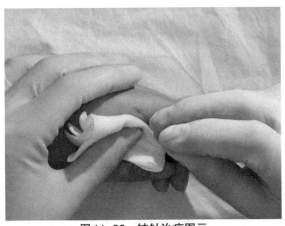

图11-22 铍针治疗图示

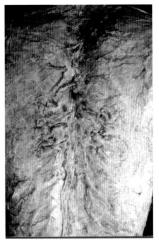

彩插1　腰背部皮神经

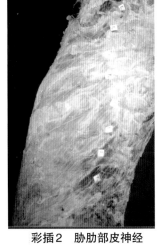

彩插2　胁肋部皮神经

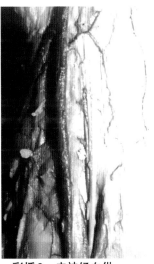

彩插3　皮神经血供

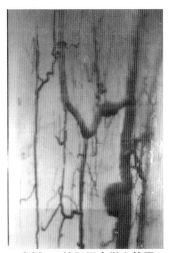

彩插4　神经干内微血管网

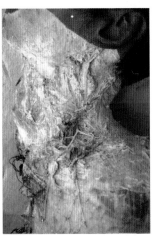

彩插5　颈肩部皮神经

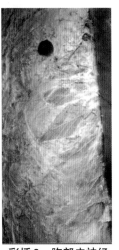

彩插6　胸部皮神经

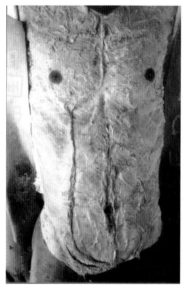

彩插7　胸腹部皮神经

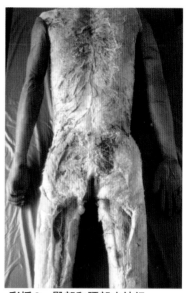

彩插8　臀部和腰部皮神经

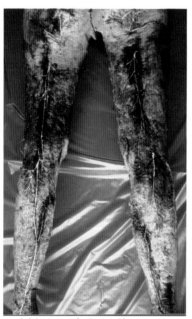

彩插9　下肢后侧皮神经

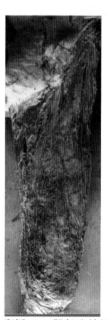

彩插10　股部皮神经